胸部X線・CTの読み方

やさしくやさしく教えます！

改訂版

著 中島 啓
（亀田総合病院呼吸器内科）

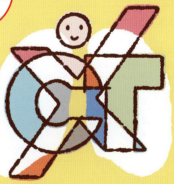

羊土社
YODOSHA

謹告

　本書に記載されている診断法・治療法に関しては，発行時点における最新の情報に基づき，正確を期するよう，著者ならびに出版社はそれぞれ最善の努力を払っております．しかし，医学，医療の進歩により，記載された内容が正確かつ完全ではなくなる場合もございます．

　したがって，実際の診断法・治療法で，熟知していない，あるいは汎用されていない新薬をはじめとする医薬品の使用，検査の実施および判読にあたっては，まず医薬品添付文書や機器および試薬の説明書で確認され，また診療技術に関しては十分考慮されたうえで，常に細心の注意を払われるようお願いいたします．

　本書記載の診断法・治療法・医薬品・検査法・疾患への適応などが，その後の医学研究ならびに医療の進歩により本書発行後に変更された場合，その診断法・治療法・医薬品・検査法・疾患への適応などによる不測の事故に対して，著者ならびに出版社はその責を負いかねますのでご了承ください．

❖ **本書関連情報のメール通知サービスをご利用ください**

ご登録はこちらから

メール通知サービスにご登録いただいた方には，本書に関する下記情報をメールにてお知らせいたしますので，ご登録ください．
・本書発行後の更新情報や修正情報（正誤表情報）
・本書の改訂情報
・本書に関連した書籍やコンテンツ，セミナーなどに関する情報
※ご登録の際は，羊土社会員のログイン/新規登録が必要です

改訂の序

　本書は，初期研修医・非呼吸器専門医向けに，胸部画像（X線・CT）の読み方についてわかりやすく解説した書籍です．初版刊行以来，研修医の先生方を中心に多くの方にご活用いただき，おかげさまで今回，改訂版をお届けできる運びとなりました．

　2016年に初版を刊行してから，医療を取り巻く環境は大きく変化しました．とりわけCOVID-19の世界的流行により，呼吸器診療の重要性があらためて社会に広く認識されるに至りました．今回の改訂では，COVID-19の画像所見を新たに加えるとともに，最新の知見に基づいて内容全体をアップデートしています．さらに，読者の要望を受け，病態生理への理解を深める解説を充実させ，臨床の現場でより役立つ付録も追加しました．専門医レベルの細部に踏み込むと読みづらくなるため，引き続き，コモンな疾患を軸に，初学者の視点を大切にした解説を心がけました．

　本書の土台となっているのは，亀田総合病院を主体とした私の19年間の臨床経験と，多くの研修医，専攻医との学びの場で培ってきた知見です．初版を世に送り出したあとも，胸部画像読影のレクチャーを継続するなかで，「どのように教えれば理解がより深まるか」について試行錯誤してきました．その成果が，今回の改訂版では各章の説明や図表の改良に活かされています．本書が，初期研修医・非呼吸器専門医の先生方の実践的なガイドとなり，さらに胸部画像読影を苦手と感じている方のハードルを下げる一助となればこれ以上の喜びはありません．

　最後になりましたが，初版から変わらぬ熱意で本書の企画・編集にご尽力くださった羊土社の遠藤圭介様，そして改訂にあたり丁寧な校正と編集作業を担ってくださった森悠美様に，この場を借りて深く御礼申し上げます．

2025年3月

亀田総合病院 呼吸器内科
中島　啓

初版の序

　本書は，初期研修医・非呼吸器専門医向けに胸部画像（X線・CT）の読み方について解説した書籍です．胸部X線・CTの読影は，初期研修医・非呼吸器専門医が最も頻回に遭遇する画像読影だと思いますが，専門性が高く，苦手意識をもっている初期研修医・非呼吸器専門医の先生は多いと思います．よって，本書は，専門医レベルの細かい内容は省略し，コモンな疾患に限定して，平易な言葉で解説することに努めました．

　筆者が，本書を執筆することができたのは，私の師匠である二人の指導医から受けた教育と，亀田総合病院呼吸器内科で得られた豊富な診療経験のおかげです．2009年4月に筆者は当科に着任し，当時の部長 金子教宏先生（現 亀田京橋クリニック副院長）から，胸部X線の読影法を教わりました．そして，2011年6月に当科に着任された主任部長 青島正大先生からは，呼吸器診療一般の深い知識を教わるとともに，胸部CT読影の基本的な考えや，感染性病態と非感染性病態に分けた鑑別診断法を学びました．お二人の指導医に教わった内容をもとに，筆者は，2012年から，当科をローテートする初期研修医に対して，胸部X線・CTのレクチャーを行ってきました．いくつかの読影ポイントを教えるだけで，初期研修医の読影力が飛躍的に向上するため，胸部画像診断における教育の有効性を感じておりました．

　本書の企画の契機は，2015年4月の第55回呼吸器学会学術講演会のときになります．当科は，青島正大主任部長の監修のもと2015年3月に「亀田流 驚くほどよくわかる呼吸器診療マニュアル」（羊土社）を上梓しました．そして，呼吸器学会学術講演会で，出版に際して羊土社の遠藤圭介さんにご挨拶した際に，「当科をローテートする初期研修医対象に胸部X線・CTのレクチャーを行っている．いくつかの読影ポイントを教えるだけで研修医の読影力は向上する」ということを伝えたところ，本書の執筆企画のお話をいただきました．まだ医師11年目の筆者が，一人で書籍を執筆させていただくことについては大変恐縮に感じました．しかし，現場の最前線

で診療と研修医教育に取り組む，今の自分自身だからこそ，初期研修医・非呼吸器専門医の目線に合わせた内容を書けるかもしれないと感じ，執筆を引き受けました．11年目の医師が一人で書いた内容であり，多少内容に不足や偏りがあるところはご容赦いただければ助かります．

　本書が，外来や病棟で日夜患者さんの診療に務める初期研修医・非呼吸器専門医の診療に少しでも役に立ち，患者さんの幸福に貢献することができれば嬉しく思います．

　最後に，筆者が当科着任時より胸部Ｘ線の読影をご指導いただいた亀田京橋クリニック副院長 金子教宏先生，筆者の呼吸器診療のベースを築いてくださり，胸部ＣＴ読影法を教えていただいた当科主任部長 青島正大先生に心より御礼申し上げます．また，本書を企画し，細やかで的確な校正を行っていただいた羊土社の遠藤圭介さん，野々村万有さんに深謝申し上げます．

2016年5月

亀田総合病院呼吸器内科
中島　啓

胸部X線・CT の読み方
やさしくやさしく教えます！ 改訂版

（目次）

◆ 改訂の序 ……………………………………………………………………… 3

◆ 初版の序 ……………………………………………………………………… 5

◆ 付録
　1. 正常画像一覧 ………………………………………………………………… 10
　2. 胸部X線読影のチェックリスト ………………………………………………… 16
　3. 胸部CTの重要な所見集 ……………………………………………………… 18

第1章　胸部X線を見逃しなく読む！

0. はじめに ………………………………………………………………… 24
胸部X線のしくみ／シルエットサイン／肺野のよび方／胸部X線読影で大切な3つのこと

1. 撮影条件 ～胸部X線を適切に読影するために撮影条件を確認しよう～ …………… `確認問題` 32
体位／撮影方向／線量／正面性

2. 骨・軟部陰影 ～骨折・皮下気腫・縦隔気腫はあるか？～ ………………………… `確認問題` 42
骨／軟部組織

3. 胸膜 ～胸膜肥厚・胸水・肺過膨張はあるか？～ …………………………………… `確認問題` 45
胸膜の読影手順／胸膜の異常所見の見分け方

4. 縦隔 ～気管・気管支と肺動脈を追跡する～ ……………………………………… `確認問題` 52
縦隔に関連する解剖／気管→気管分岐部／右主気管支→右中間気管支幹／右肺動脈と上肺静脈／
左主気管支→左肺動脈／大動脈→A-P window (大動脈肺動脈窓)

5. 肺野 ～血管を追えるようになろう～ …………………………………………… `確認問題` 64
肺野の解剖／肺野の読影法／
読影に余裕がでてきたら，「太い肺動静脈」についてここまで覚えよう！

6. 見落としやすい部位の確認 ～肺尖部の左右差と側面像を確認しよう～ ……… `確認問題` 72
見落としやすい部位／正面像／側面像

7. 研修医におさえてほしい胸部X線の正常変異 ………………………………… 79
乳頭陰影／陳旧性肋骨骨折／心膜外脂肪組織(epipericardial fat pad)／骨頭 (bone island)／
第1肋軟骨の石灰化／皮膚のシワ (skin fold)／apical cap

第2章 胸部CT ～まず解剖と一緒に理解する～

0. はじめに .... 確認問題 90
胸部X線と胸部CTの違い／胸部CTの読影順序

1. 縦隔条件 ～大血管・心臓・リンパ節を評価しよう～ .... 確認問題 96
骨軟部組織／甲状腺・大静脈・上腹部臓器・大動脈／食道・気管・心臓／
肺静脈・肺動脈／縦隔肺門リンパ節

2. 肺野条件 ～気管・気管支・肺野・胸膜を確認～ 124
気管・主気管支／気管支／肺野／胸膜

3. 胸部CTにおける表現の基本 ～所見を正しい用語で表現しよう～ 140
粒状影，結節影，腫瘤影／コンソリデーション（≒浸潤影）／スリガラス影

4. HRCTにおける小葉構造と病変の関係
～小葉における病変分布4パターンを覚えよう～ 144
High-resolution CT（HRCT）／小葉とは？／小葉における病変分布4パターンを覚えよう

5. 区域性分布と非区域性分布 ～陰影の分布で鑑別を考えよう～ .... 確認問題 154
区域性分布／非区域性分布

第3章 胸部CT ～病変部位はこう読む～

0. はじめに 162

1. 限局性陰影 ～コンソリデーション・スリガラス影・粒状影～ .... 確認問題 163
感染性病態 ：細菌性肺炎／非定型肺炎／肺抗酸菌感染症／肺真菌症
非感染性病態：器質化肺炎／好酸球性肺炎／放射線肺炎／浸潤性粘液性肺腺癌

2. 結節影・腫瘤影 ～結核と肺癌を見逃さない！～ .... 確認問題 192
感染性病態 ：肺膿瘍／敗血症性塞栓／肺真菌症／肺抗酸菌感染症
非感染性病態：単発の結節影に関する画像上の分類／原発性肺癌／転移性肺腫瘍／
多発血管炎性肉芽腫症／サルコイドーシス／円形無気肺

3. びまん性陰影 ～スリガラス影と粒状影のどちらが主体か考える～ .... 確認問題 216
● **びまん性スリガラス影**
感染性病態 ：非定型肺炎／ウイルス性肺炎／ニューモシスチス肺炎（PCP）
非感染性病態：急性間質性肺炎（AIP），間質性肺炎急性増悪／急性呼吸窮迫症候群（ARDS）／
心原性肺水腫／薬剤性肺障害／びまん性肺胞出血／急性好酸球性肺炎
● **びまん性粒状影**
感染性病態 ：粟粒結核
非感染性病態：転移性肺腫瘍／癌性リンパ管症／サルコイドーシス／過敏性肺炎／
びまん性汎細気管支炎（DPB）／血管内リンパ腫（IVL）

- 肺の構造改変を主体とする疾患
  慢性閉塞性肺疾患（COPD）／間質性肺炎／アレルギー性気管支肺アスペルギルス症

4. 縦隔病変 〜腫瘤の形と内部の性状に注目しよう〜 ……………………… 256
　感染性病態　：結核性リンパ節炎
　非感染性病態：胸腺腫／胸腺癌／悪性リンパ腫／胚細胞腫瘍／サルコイドーシス／
　　　　　　　縦隔嚢胞性疾患

5. 胸膜病変 〜胸水と胸膜の形に着目しよう〜 ………………………………… 265
　感染性病態　：膿胸／結核性胸膜炎
　非感染性病態：癌性胸膜炎／石綿関連胸膜病変／膠原病性胸膜炎／血胸／気胸

◆ **索 引** ……………………………………………………………………………… 281

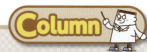

① 存在診断と質的診断 …………………………………………………………… 41
② 胸部X線の読影力を上げるコツは？ ………………………………………… 63
③ 胸部画像検査の被曝によるリスク …………………………………………… 87
④ 初心者のうちは読影記録の雛形をつくっておく …………………………… 123
⑤ 胸部CTにおける病変分布の表現：中枢と末梢 …………………………… 153
⑥ 胸部CTによる肺炎の起炎菌推定 …………………………………………… 191
⑦ 肺癌と結核の鑑別で大切なこと ……………………………………………… 215
⑧ CT値とは？ …………………………………………………………………… 278
⑨ 免疫不全者の呼吸器感染症の特徴 …………………………………………… 279
⑩ 胸部X線・CT読影の勉強方法 ……………………………………………… 280

付録1　正常画像一覧

● 胸部X線正常画像：正面像

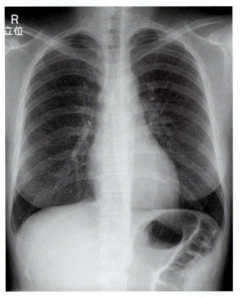

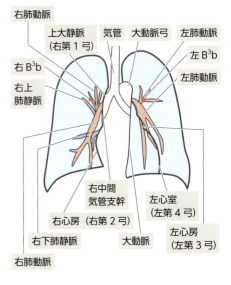

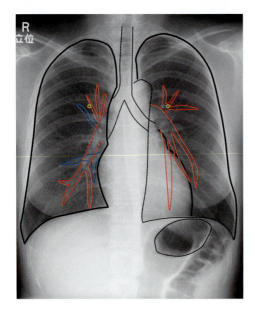

付録1 正常画像一覧

● 胸部X線正常画像：側面像

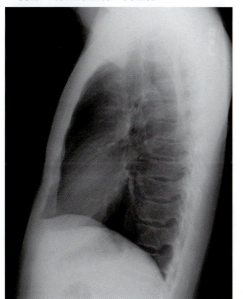
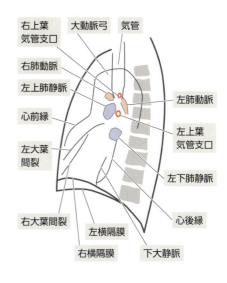
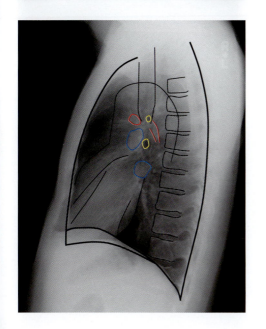

11

胸部CT 正常画像：縦隔条件

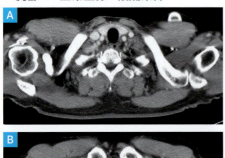
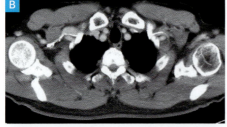
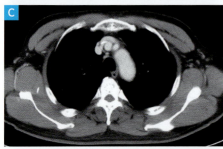
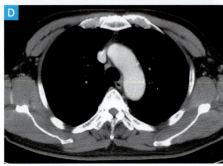
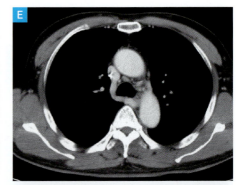
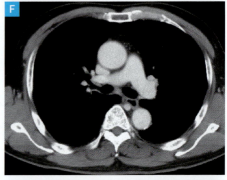
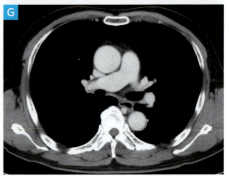
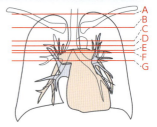

正常画像一覧　付録1

● 胸部CT正常画像：縦隔条件（つづき）

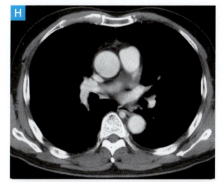

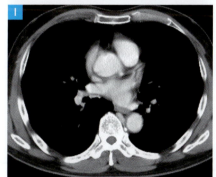

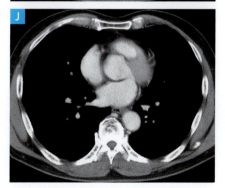

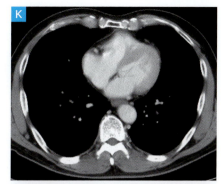

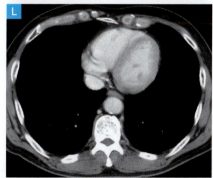

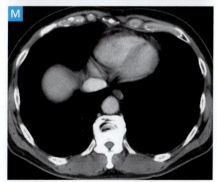

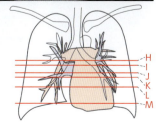

● 胸部CT 正常画像：肺野条件

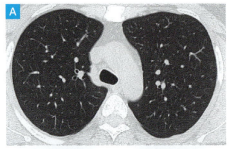
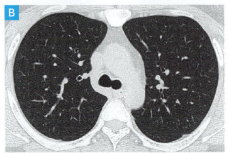
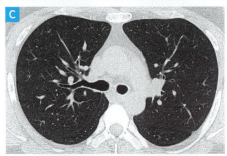
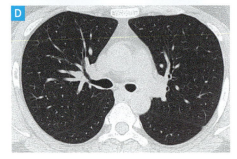
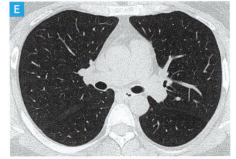
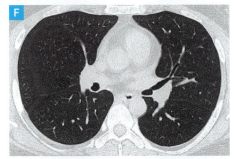
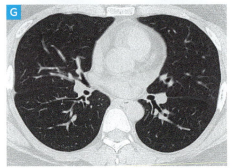
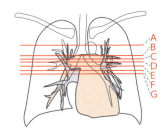

正常画像一覧　付録1

● 胸部CT正常画像：肺野条件（つづき）

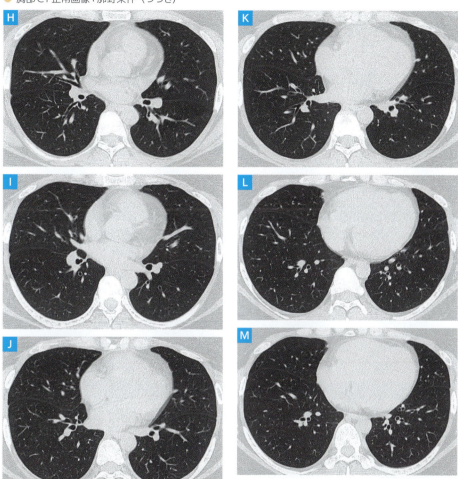

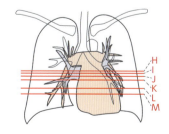

15

付録2 胸部X線読影のチェックリスト

　胸部X線読影のチェックリストを示します（詳細は**第1章**で解説します）．最初から暗記して読影するのは難しいので，このチェックリストのコピーをもっておき，胸部X線を毎回リストに従って読影してみてください．最初は1枚読むのに数分かかると思いますが，慣れてくると30秒くらいでざっと読めるようになると思います．

表●胸部X線読影のチェックリスト

1. 撮影条件	
① 体位	通常は写真に記載あり．立位では胃泡が存在
② 撮影方向	立位はPA像，ポータブルはAP像
③ 線量	心陰影に重なる血管が追えて，肺野の血管が中枢から末梢にかけて3分の2以上追跡できれば，適正な線量
④ 正面性	正中位が理想．右前斜位，左前斜位かどうか
2. 骨軟部組織	
① 骨	骨折（肋骨骨折）がないこと
② 軟部組織	皮下気腫・縦隔気腫がないこと
3. 胸膜	
① 右胸膜	肥厚がないこと
② 右CP-angle	鋭角（sharp）が鈍角（dull）か
③ 右横隔膜	ドーム状であること．高さが第10〜11後肋骨と同じ
④ 左胸膜	肥厚がないこと
⑤ 左CP-angle	鋭角（sharp）か鈍角（dull）か
⑥ 左横隔膜	ドーム状であること．高さが右横隔膜より半肋間下

（次ページへつづく）

胸部X線読影のチェックリスト　付録2

（表つづき）

4. 縦隔	
① 気管→気管分岐部	傍気管線肥厚や気管分岐部の開大の有無
② 右主気管支→右中間気管支幹	狭窄の有無
③ 右肺動脈と上肺静脈	右肺動脈の上縁ラインを追跡 右肺動脈に重なる後肋骨と右肺動脈が同じ太さであることの確認
④ 左主気管支→左肺動脈	狭窄の有無，左肺動脈の上縁ラインを追跡 左肺動脈上縁は右肺動脈の上縁より1～2cm高い
⑤ 大動脈 　→ A-P window 　（大動脈肺動脈窓）	大動脈のラインとA-P windowの確認

5. 肺野	
右肺 ① 右肺尖に向かう血管 ② 右横に向かう血管 ③ ①と②の間の血管 ④ 右CP-angleに向かう血管 ⑤ ②と④の間に向かう血管 ⑥ 下に向かう血管	正常であれば血管陰影は肺野の中枢から末梢にかけて徐々に消えていく．血管陰影の増強（結節）や途絶（気胸）がないかを確認する
左肺 ① 左肺尖に向かう血管 ② 左横に向かう血管 ③ ①と②の間の血管 ④ 左CP-angleに向かう血管 ⑤ ②と④の間に向かう血管 ⑥ 下に向かう血管	正常であれば血管陰影は肺野の中枢から末梢にかけて徐々に消えていく．血管陰影の増強（結節）や途絶（気胸）がないかを確認する

6. 見落としやすい部位の確認	
正面像 ① 肺尖部	左右で陰影の濃度を比較
側面像 ② 胸骨の背側（＝胸骨後腔） ③ 心臓・横隔膜の背側 　（＝心臓後腔） ④ 椎体	胸骨の背側（＝胸骨後腔）と心臓・横隔膜の背側（＝心臓後腔）が黒いことを確認 椎体の陰影が上から下にかけてだんだん黒くなることの確認

付録3 胸部CTの重要な所見集

● tree-in-bud appearance （➡第3章-1）

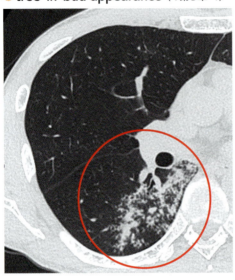

● reversed halo sign （➡第3章-1）

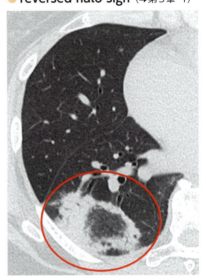

● feeding vessel sign （➡第3章-2）

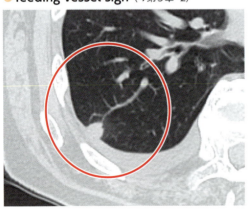

● halo sign （➡第3章-2）

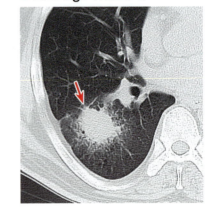

● sarcoid galaxy sign (➡第3章-2)

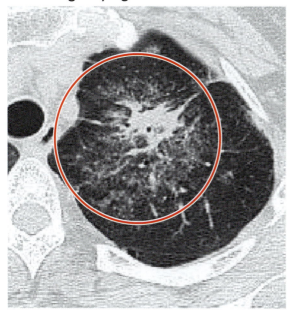

● vascular thickening (➡第3章-3)

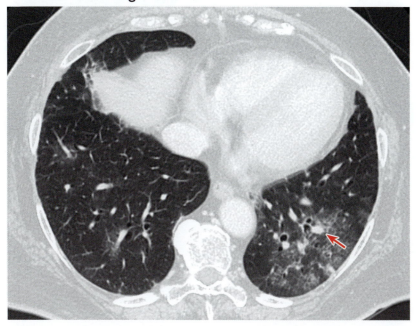

● crazy-paving pattern （➡第3章-3）

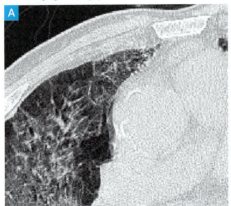
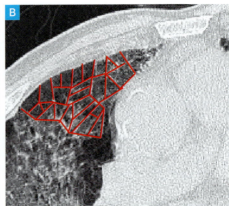

● モザイクパターン （➡第3章-3）

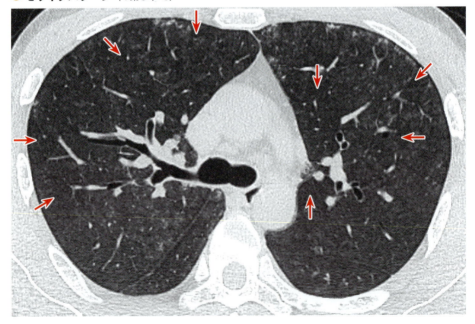

● 蜂巣肺（honeycombing）（➡第3章-3）

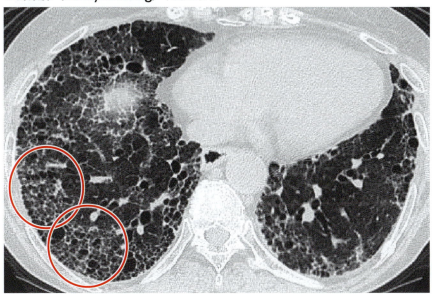

● subpleural sparing（➡第3章-3）

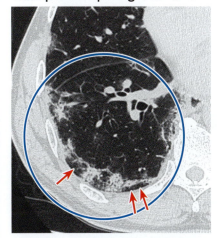

● split pleural sign（➡第3章-5）

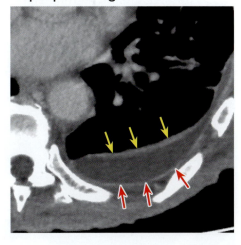

● HAM（high-attenuation mucus）(➡第3章-3)

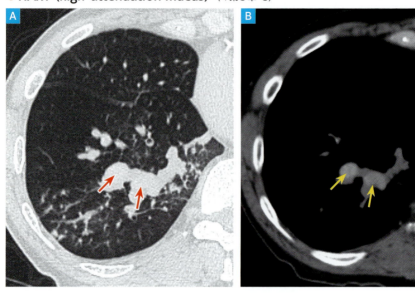

● リンパ節腫大と造影剤による ring enhancement (➡第3章-4)

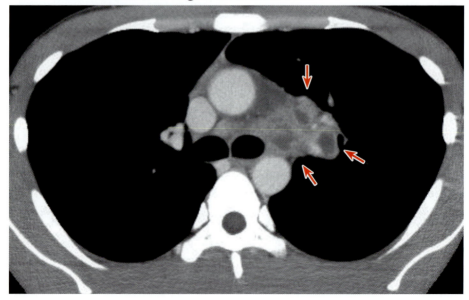

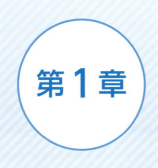

胸部X線を
見逃しなく読む!

第1章 胸部X線を見逃しなく読む！

0 はじめに

読影のコツ

- いつも決まった順番で読影する．
- 6つの読影ポイント（撮影条件，骨・軟部陰影，胸膜，縦隔，肺野，見落としやすい部位）を理解する．
- 患者の以前の胸部X線と比較読影する．

読影のフローチャート

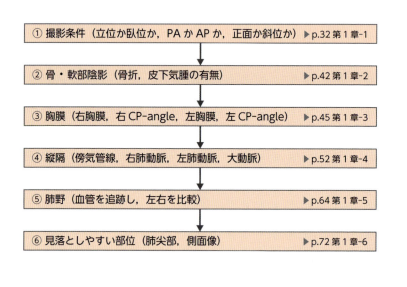

1 胸部X線のしくみ（図1）

　胸部X線は，X線照射装置からX線を照射して板（検出器）に写し出すという原理で撮影されます．X線が板に当たった部分は黒く写ります．よって，X線がものを通り抜けると黒く写り，X線がものにさえぎられると白く写ります[1]．密度が高いものほど，X線をさえぎりますので，**密度がゼロの空気は黒，密度が高い軟部組織（水）や骨は白に写ります**[2]．X線が当たった部分が黒く表現される理由は，昔はX線を検出器でなくフィルムに当て，X線の当たった部分でフィルムが感光し黒くなっていたためです．現在検出器から画像をつくり出す技術はデジタル化されていますが，今でもX線が検出器に当たった部分が黒く表現されるようになっています．

　通常のX線像は，図1のように患者の後方（posterior：P）から前方（anterior：A）に向かってX線を照射し，板に写したものが，患者の前から見た写真（PA像）になります．

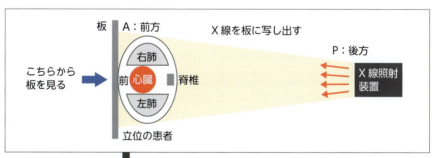

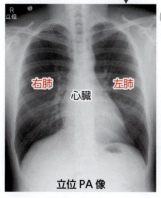

図1 ● 胸部X線のしくみ

2 シルエットサイン

　シルエットサインは，胸部X線を読影するうえで重要な概念で，**「もの」同士が接していると，「もの」と「もの」の境界が消失する現象**です．2つの円を，胸部X線に写る臓器に見立てて説明します[1]．

　図2のように2つの円（臓器）が読影者からみて遠くと近くにあり，円（臓器）同士が接していなければ，円（臓器）と円（臓器）の境界が確認でき，これを「シルエットサイン陰性」といいます．

　図3のように2つの円（臓器）が読影者からみて同じ距離にあり，円（臓器）同士が接していると，円（臓器）と円（臓器）の境界が消失し，これを「シルエットサイン陽性」といいます．

　次に示す肺炎の症例（図4）を見てください．左下肺野に浸潤影を認めます．心陰影と重なる浸潤影については（図4 →），**浸潤影と心陰影の境界が確認できる（＝心陰影の線が見える）ため，シルエットサイン陰性**です．しかし，横隔膜に重なる浸潤影については（図4 ○），**横隔膜と浸潤影の境界が一部消失している（＝横隔膜の線が消失している）ため，シルエットサイン陽性**です．

　本症例の胸部CTを図5に示します．シルエットサイン陰性であった心陰影に重なる浸潤影については，心陰影と接していません．しかし，シルエットサイン陽性であった横隔膜に重なる陰影は，肺底部で横隔膜と接しています．

　このようにシルエットサインが陽性になると，もの同士が接していることを意味

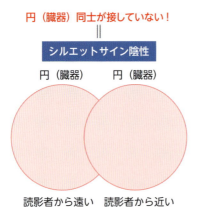

図2 ● シルエットサイン陰性

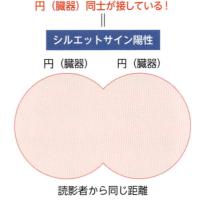

図3 ● シルエットサイン陽性

胸部X線を見逃しなく読む！ 第1章

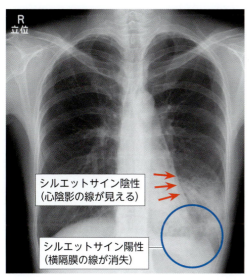

図4 ● 胸部X線：シルエットサイン
（肺炎の症例）

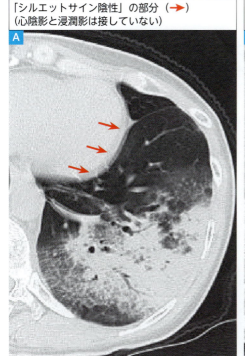
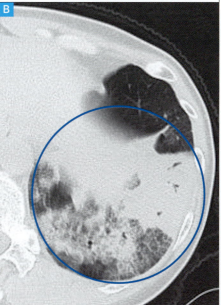

図5 ● 胸部CT：シルエットサイン

27

するため，本来胸部X線で見えるはずの線が見えなくなることは「異常なものが正常臓器に接して存在する」ことを意味します．

肺野のよび方（図6）

鎖骨より上を「肺尖部」，鎖骨と肺門部の間を「上肺野」，肺門部の高さを「中肺野」，肺門部より下を「下肺野」とよびます[3]．

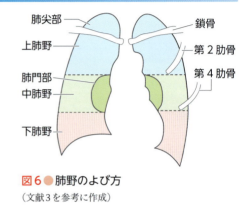

図6 ● 肺野のよび方
（文献3を参考に作成）

4 胸部X線読影で大切な3つのこと

ここでは，まず読影で心がける3つのことを記します．

a. 読影ポイントを，いつも決まった順番で読む

胸部単純X線写真には，完全に決まった読影法はありません．しかし，読影ポイントは決まっています．読影ポイントを常に決まった順番で読むことが大切です．いつも決まった順番で読むことで，見逃しがなくなるからです．また，決まった順番で読んでいると正常像を記憶できます．**正常像を記憶できれば，わずかな異常も捉えることができるようになります**（図7）．

b. 比較読影する

胸部X線写真を読むときは，必ず患者の以前の胸部X線写真との比較読影をしましょう．肺癌や慢性閉塞性肺疾患（COPD），間質性肺炎などの基礎疾患をもつ患者の場合，既存の胸部X線写真に異常があるため，**比較読影により新たな病変を見つけやすくなります**．また，わずかな異常所見の場合，1枚の写真ではわからない異常も，**以前の写真と比較することで異常を発見できることは少なくありません**．

胸部X線を見逃しなく読む！ 第1章

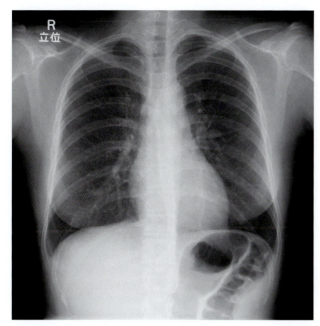

図7 ● 胸部X線：正常像
いつも決まった順番で読んでいると，
正常像を記憶できる

　図8の症例は，発熱で救急外来を受診した45歳男性の胸部X線写真です．救急受診時の写真1枚でも，右上肺野の浸潤影を同定できると思います．左下肺野も透過性がやや低下しているように見えます．
　しかし，半年前に撮影した検診時の胸部X線写真（図9A）と比較読影すると，救急受診時（図9B）で右上肺野の浸潤影と左下肺野の透過性低下が，明らかであると自信をもって判断できると思います．
　胸部X線写真は，過去の胸部X線と比較読影をすることで，より多くの情報が得られるのです．

c．線を見る

　胸部単純X線では，図10，11に示すように見える線が決まっており，線が見えなくなるのは異常です．前述のシルエットサインの項で説明したように，**本来胸部X線で見えるはずの線が見えなくなることは「異常なものが正常臓器に接して存在する」ことを意味するからです**．見えるべき線が適正に存在するかどうかを確かめていくことは，胸部X線写真読影の基本的姿勢になります．

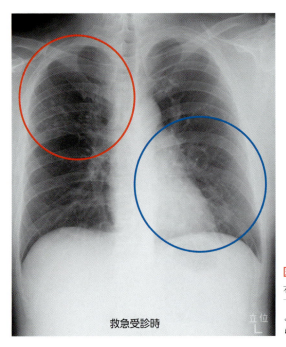

図8● 胸部Ｘ線：救急受診時
右上肺野の浸潤影を認め（○），左下肺野も透過性がやや低下しているように見える（○）が，確信には至らない

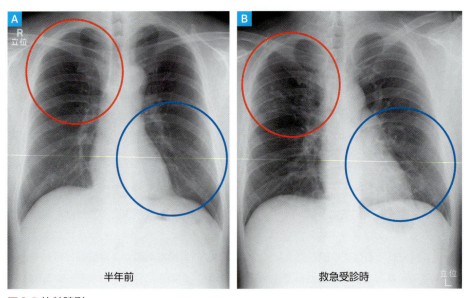

図9● 比較読影
半年前（A）と比較すると，右上肺野の浸潤影（○）と左下肺野の透過性低下（○）が明確に判断できる（B）

30　胸部Ｘ線・CTの読み方 やさしくやさしく教えます！改訂版

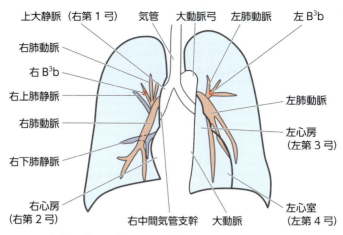

図10 ● 胸部X線正面像で見える線

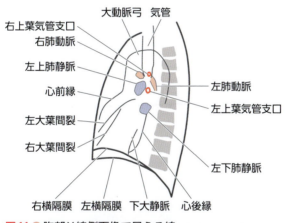

図11 ● 胸部X線側面像で見える線

　それでは，次稿から具体的な読影法の説明をはじめます．筆者が普段読んでいる順番で，読影ポイントを示していきます．

〈文献〉
1）「はじめての胸部X線写真 見かた読み方トレーニング」（金子教宏/著），メディカ出版，2012
2）「レジデントのためのやさしイイ胸部画像教室 第2版」（長尾大志/著），日本医事新報社，2018
3）「DVD 3D画像で学ぶ胸部X線写真読影の基礎」（桑原正喜，山岡利成/著，中川裕也/CG），金芳堂，2006

第1章 胸部X線を見逃しなく読む!

1 撮影条件
～胸部X線を適切に読影するために撮影条件を確認しよう～

胸部X線の撮影条件は**表**に示すように，①体位，②撮影方向，③線量，④正面性を確認します．体位，撮影方向，正面性により見え方が変わります．線量が適正でないと異常を同定するのが難しくなります．

表 ● 胸部X線の撮影条件

確認する条件	確認内容
① 体位	通常は写真に記載あり．立位では胃泡が存在
② 撮影方向	立位はPA像，ポータブルはAP像
③ 線量	心陰影に重なる血管が追えて，肺野の血管が中枢から末梢にかけて3分の2以上追跡できれば，適正な線量
④ 正面性	正中位が理想．右前斜位，左前斜位かどうか

1 体位

通常，胸部X線写真に「立位」か「臥位」か「坐位」が，表記されていますので，確認しましょう．表記がない場合は，胃泡の有無で判断することも可能です．**胃泡があれば立位です**．

次に同一患者の立位（**図1**）と臥位（**図2**）の胸部X線正面像を示します．立位の像には胃泡が確認できますが（**図1 ▶**），臥位の像では，胃泡は確認できません（**図2 ➡**）．

第1章 胸部X線を見逃しなく読む！

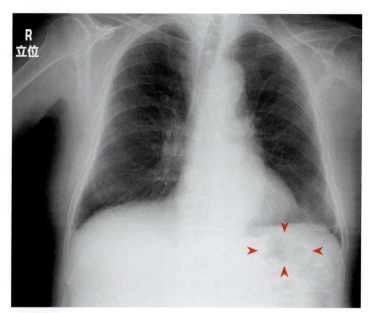

図1●胸部X線：正面像，立位
胃泡を確認できる

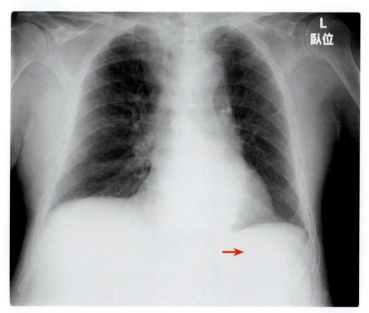

図2●胸部X線：正面像，臥位
胃泡は確認できない

33

2 撮影方向

前稿（第1章-0）で示した通り，検査室で立位撮影する場合，X線照射装置は患者の背部に存在し，板（検出器）が前方に位置します．このような撮り方を**PA（posterior-anterior）像**とよびます（第1章-0図1）．

一方，ポータブル写真では，X線照射装置は前にあり，背部に板（検出器）を置いて撮影します．よって，X線は前（anterior）から背後（posterior）に抜けることになり，**AP（anterior-posterior）像**とよばれます．**AP像では，PA像よりも心陰影が1.1倍となります**（図3）．

もう一度先ほど示した同一患者の立位（図4）と臥位（図5）の胸部X線を見てみましょう．臥位の像はAP像になっており，心陰影がおよそ1.1倍に拡大しているのがわかります（図4, 5 ⟷）．

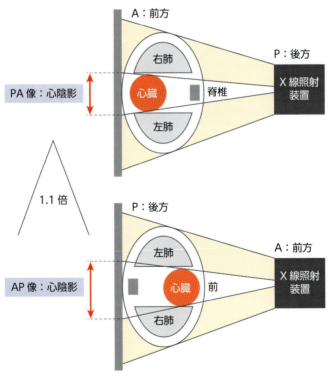

図3● 胸部X線：PA像とAP像
AP像では，PA像よりも心臓がX線照射装置に近いため，AP像ではPA像よりも心陰影が大きくなる（約1.1倍）

胸部X線を見逃しなく読む！ | 第 1 章

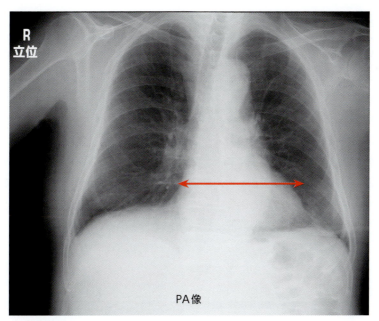

図4 ● 胸部X線：立位，PA像 心陰影

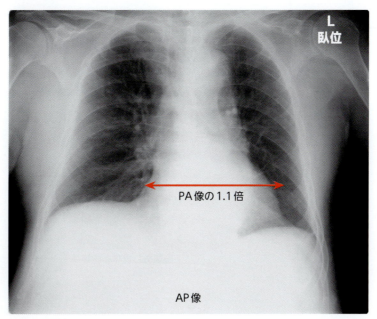

図5 ● 胸部X線：臥位，AP像，心陰影

3 線量

　X線が物を通り抜けて板に当たったところが黒く写るので，**照射する線量が少ないと白く写り，線量が多いと黒く写ります**．具体的には，心陰影の背側に血管陰影が追えれば線量は少なくありません（「not under」といいます）．また，肺野の血管が中枢（＝心臓に近い部分）から末梢（＝胸膜に近い部分）にかけて3分の2以上追跡可能であれば，線量は多くありません（「not over」といいます）．**よって，心陰影に重なる血管陰影が追えて，肺野の血管が中枢から末梢にかけて3分の2以上追跡できれば，線量は適正と考えます**（「not under，not over」といいます）．

　適正な線量の胸部X線を図6に示します．この胸部X線では，心陰影に重なる血管が確認でき（図6◯），肺野の血管も中枢から末梢にかけて3分の2以上追跡することが可能です（図6↔）．

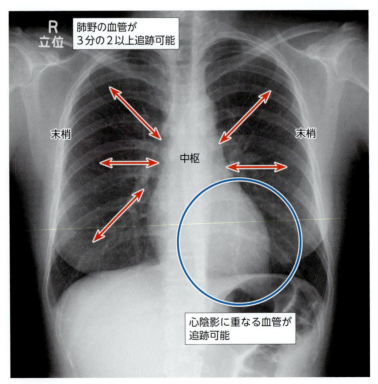

図6　適正な線量の胸部X線

胸部X線を見逃しなく読む！　第1章

　線量が少ない場合（「under」の場合）は，心陰影や横隔膜が白くなりすぎて，心陰影や横隔膜の背側に存在する異常影が写りづらくなります．線量が多すぎる場合（「over」の場合）は，肺野が黒くなりすぎて，肺野に存在する異常影が写りづらくなります．つまり，**線量が適正でない場合は，異常影が写りづらくなりますので注意して読影する必要があります．**

　最近は，多くの施設が胸部X線写真にデジタルシステムを用いています．液晶モニターで胸部X線を評価する場合は，濃度やコントラストを変化させて，画質を調整することができます．筆者は2つの胸部X線写真の比較読影をする際に，「片方の写真が全体的に少し黒い」など濃度（撮影条件）が異なる場合は，画質を調整して2つの胸部X線写真の濃度を合わせることがあります．

4　正面性

　次に，正中位で撮れているかどうかを確認します．胸部X線は正中位が理想であり，斜位で線の見え方が変わり，適切な評価がしづらくなります．胸部X線では，PA像でもAP像でも，常に患者の前から見ている写真になります．よって，常に胸椎は鎖骨よりも奥にあると捉えます．

　図7と図8に示すように**左右の鎖骨端の中央に胸椎の棘突起があれば，正中位で撮影されていると判断します．そして，棘突起が右にずれていれば，患者の右が前に位置していることを意味し，右前斜位と言います．棘突起が左にずれていれば，患者の左が前に位置していることを意味し，左前斜位といいます．**斜位の場合，気管偏位や心陰影の大きさの評価，肺野陰影の以前の胸部X線（正中位の写真）との比較読影を，正確に行うことが難しくなります．

　以上，4つの撮影条件について述べました．理解を深めるために次の問題を考えてみましょう．

37

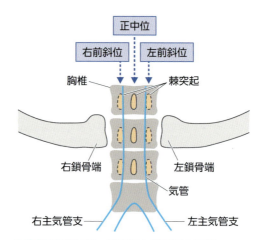

図7● 胸部X線：棘突起と鎖骨端の関係
（文献1を参考に作成）

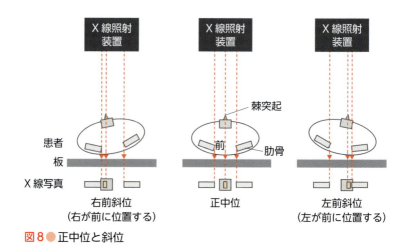

図8● 正中位と斜位

第1章 胸部X線を見逃しなく読む!

確認問題

Q. 70歳男性.ICU入室中に,ポータブルX線装置で胸部X線写真を撮影しました.撮影条件を述べてください.

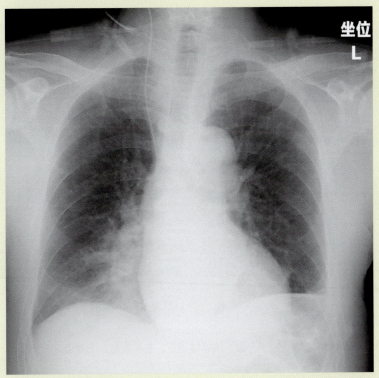

70歳男性,胸部X線

〈解説〉 体位は坐位と書かれています．ポータブルで撮影しており，撮影方向はAP像です．心臓の裏の血管陰影が追えて（「not under」），肺野の2/3まで血管が追える（「not over」）ので，線量は適正です（「not under, not over」）．**本症例は，図9に示すように棘突起が左の肋骨端に近いため，左前斜位と考えられます．**

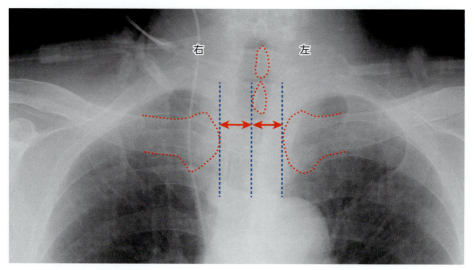

図9 ● 胸部X線：左前斜位

A. 撮影条件は，「坐位，AP像，線量は適正，左前斜位」である．

〈文献〉
1）「DVD　3D画像で学ぶ胸部X線写真読影の基礎」（桑原正喜，山岡利成/著，中川裕也/CG），金芳堂，2006

胸部X線を見逃しなく読む！　第1章

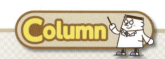

❶ 存在診断と質的診断

　胸部X線の読影の目的には，**存在診断（＝異常陰影を発見すること）**と，**質的診断（＝異常を質的に解釈すること）**があります[1, 2]．

　質的診断は熟練した技術を要するため，研修医・非専門医を対象とした本書では，**異常を発見する存在診断に重きをおいており，胸部X線読影における存在診断の技術を高める方法を書いています**．存在診断さえできれば，胸部CTで追加精査をしたり，上級医に質問して対応することもできます．

　存在診断のための読影方法には，**目線の動かし方を決めて同じ順番で読んでいく方法（direct search）**と，**全体を一度にみる方法（global search）**があります[3]．実際，救急現場や病棟業務，外来診療などで忙しいときは，global searchで，全体をパッと見て対応する場合が多いと思います．また，熟練した放射線科医や呼吸器内科医は，global searchでも細かい異常を見つけます．

　しかし，初心者のうちは，可能な限り本書で示したdirect search（同じ順番で読む）をくり返してほしいと思います．最初はdirect searchで胸部X線全体の読影を終えるのに数分かかっても，慣れてくれば30秒くらいで一通りの作業ができるようになると思います．また，**毎回同じ順番で読んでいくdirect searchをくり返すことで，全体を一度に見て異常を見つけるglobal searchの技術**も向上すると思います．

　ただし，肺野の結節影などは，胸部X線を遠目に見て，全体をパッと見るglobal searchをした方が，異常に気づきやすい場合もあると思います．したがって，「**最初global searchでパッと異常を探して（5秒くらい），その後direct searchを行う（30秒〜1分くらい）**」という方法がよいと思います．

〈文献〉
1）「胸部X線画像診断Q＆A」（山口哲生/著），pp10-14，羊土社，2010
2）Pitman AG：Perceptual error and the culture of open disclosure in Australian radiology. Australas Radiol, 50：206-211, 2006
3）Perception in chest radiography.「Fraser and Pare's Diagnosis of Diseases of the Chest, 4th ed.」（Fraser RS, et al, eds），pp275-280, W B Saunders, 1999

第1章 胸部X線を見逃しなく読む！

2 骨・軟部陰影
～骨折・皮下気腫・縦隔気腫はあるか?～

　骨・軟部組織の読影においては，**表**に示すように胸郭外の骨・軟部組織を見て，骨折（肋骨骨折）がないこと，皮下気腫・縦隔気腫がないことを確認します．

表●骨軟部組織の読影

読影するもの	確認内容
① 骨	骨折（肋骨骨折）がないこと
② 軟部組織	皮下気腫・縦隔気腫がないこと

1 骨

　特に肋骨骨折がないかを確認します．肋骨撮影ではないので，大体の判断しかできません．骨折の有無をしっかり評価したいときは，肋骨撮影を依頼しましょう．

2 軟部組織

　皮下気腫や縦隔気腫がないかを主体に確認します．空気は黒く写りますので，**皮下気腫がある場合は，白い皮下組織の中に黒い陰影が出現します．**

　縦隔気腫がある場合は，気管，気管支，心臓，大動脈など縦隔臓器の辺縁に黒い陰影（空気）が写ります．有名な所見として，気管の左壁に縦に黒い線状陰影（空気）が写り，気管の左壁が縦に二重になっているように見える「double wall sign」があります．

　次の確認問題で，皮下組織の中の黒い陰影（皮下気腫）と，気管の左壁の黒い線状陰影（縦隔気腫），大動脈辺縁の黒い陰影を確認してみましょう．

第1章 胸部X線を見逃しなく読む！

確認問題

Q. 65歳男性．間質性肺炎でステロイド投与中．経過中に施行した胸部X線における骨・軟部組織の異常を述べてください．

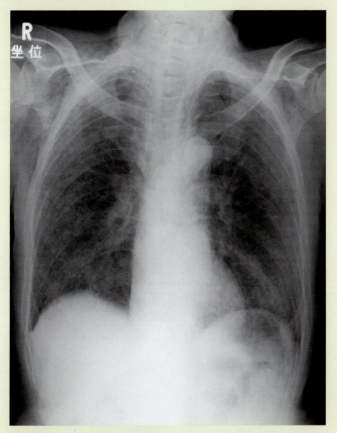

65歳男性，胸部X線：正面像

〈解説〉 白い皮下組織の中に黒い陰影を認め，皮下気腫と考えられます（図1 ➡）．また，気管の左壁に縦に黒い線状陰影（空気）があり（図1 ➡），左壁が縦に二重になっているように見え（double wall sign），大動脈の辺縁にも黒い陰影を認め，縦隔気腫が疑われます（図1 ➡）．

本症例は，胸部CTを確認すると，皮下や気管周囲や血管周囲に空気を認めたため，皮下気腫（図2 ➡）・縦隔気腫（図2 ➡）と考えられました．

43

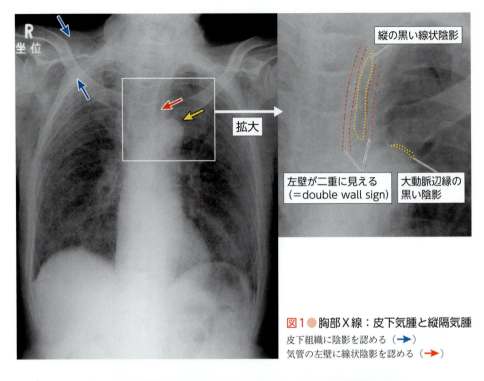

図1● 胸部X線：皮下気腫と縦隔気腫
皮下組織に陰影を認める（→）
気管の左壁に線状陰影を認める（→）

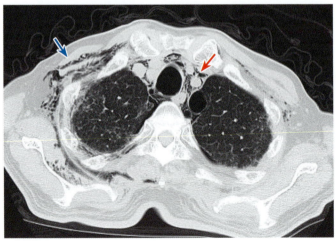

図2● 胸部CT：皮下気腫と縦隔気腫

A. 皮下気腫・縦隔気腫を認める．

第1章 胸部X線を見逃しなく読む！

3 胸膜
～胸膜肥厚・胸水・肺過膨張はあるか？～

　胸膜・横隔膜の読影では，**表**に示すように左右の胸膜を右から順番に読んでいきます．胸膜の線を見て胸膜肥厚があるかを確認し，肋骨横隔膜角（costopherenic angle：CP-angle）の読影から胸水の有無を判断します．横隔膜の高さから，肺過膨張の有無を確認できます．

表 ● 胸膜の読影

読影手順	確認内容
① 右胸膜	肥厚がないこと
② 右CP-angle	鋭角（sharp）が鈍角（dull）か
③ 右横隔膜	ドーム状であること．高さが第10～11後肋骨
④ 左胸膜	肥厚がないこと
⑤ 左CP-angle	鋭角（sharp）か鈍角（dull）か
⑥ 左横隔膜	ドーム状であること．高さが右横隔膜より半肋間下

1 胸膜の読影手順

　まず，正常像で胸膜の読影手順を覚えましょう．

　図1のように右胸膜を肺尖部から追っていき，肥厚がないかを確認します（図1①）．胸膜は1本の線で構成されますが，肥厚すると線が厚くなります．そして，右CP-angleが鋭角（sharp）であること（図1②）を確認した後に，右横隔膜がドーム状であること（図1③）を確認します．**右横隔膜の高さは第10～11後肋骨と重なる高さが標準です**〔肋骨の数え方は，後述の確認問題Q2で解説します〕．

　次に左胸膜を肺尖部から下方に追っていきます（図1④）．左CP-angleがsharp

45

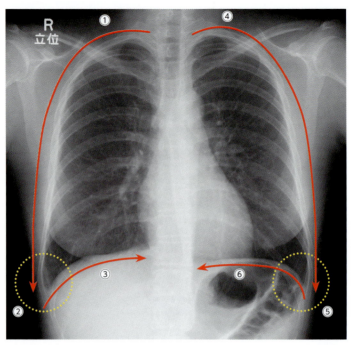

図1● 正常像：胸膜の読影手順

であること（図1⑤）を確認のうえ，左横隔膜がドーム状であること（図1⑥）を確認します．**左横隔膜の高さは右横隔膜より半肋間下に位置するのが標準です．**

2 胸膜の異常所見の見分け方

　胸膜を見るときの胸膜肥厚の判断については，**左右の胸膜を比較して読影することがポイント**です．正常では左右胸膜の線は対称性に写りますが，**胸膜が肥厚すると，胸膜の線の厚さに左右差が出ます．**

　胸水の有無を見ることも重要です．**CP-angleが鈍角（dull）の場合は胸水が疑われます．**横隔膜が標準の高さより低い場合や，**横隔膜が平定化（＝ドーム状ではなく平らになる）している場合は，肺の過膨張が疑われます．**

　では，次の確認問題で，胸膜肥厚や胸水，肺過膨張（肋骨の数え方，横隔膜の高さの判断）の診断を練習してみましょう．

胸部X線を見逃しなく読む！ 第1章

確認問題

Q.1 65歳男性．1カ月前より左胸痛を認め，呼吸器内科外来を受診．胸部X線における胸膜・横隔膜に関連した異常を述べてください．

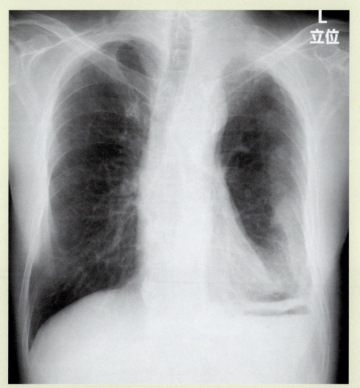

65歳男性，胸部X線：正面像

〈解説〉 右胸膜，右CP-angle，右横隔膜の異常はないと思われます．左胸膜を追跡すると，肺尖部から左胸膜の肥厚を認めます（図2→）．**胸膜は基本的に左右対称となりますので，右胸膜と左胸膜を比較すると，左胸膜が明らかに肥厚していることがわかります**．また，左下肺野の透過性（＝X線が物にさえぎられず黒く写ること）が低下しており（＝白くなっており），左CP-angleはdullで胸水貯留も疑われます（図2○）．

本症例は，胸部CTで，全周性の胸膜肥厚（図3→）を認め，左胸水貯留（図4→）を認めたため，悪性胸膜中皮腫が疑われました．生検で確定診断後，化学療法を開始しました．

47

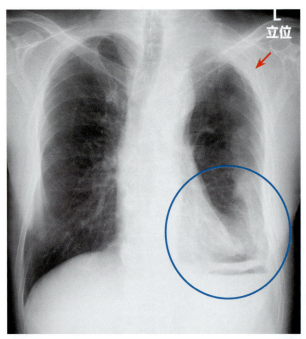

図2●胸部X線:胸膜中皮腫
左胸膜の肥厚を認める(→)
左胸水貯留が疑われる(○)

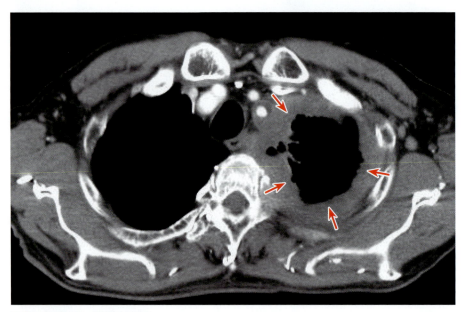

図3●胸部CT:胸膜中皮腫
全周性の胸膜肥厚を認める(→)

胸部X線を見逃しなく読む！ 第1章

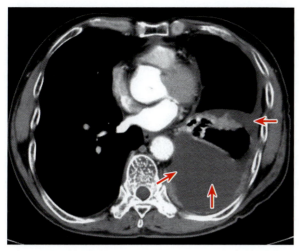

図4 ● 胸部CT：胸膜中皮腫
左胸水貯留を認める（→）

A.1 左胸膜肥厚，胸水貯留を認める（→悪性胸膜中皮腫を疑う）．

Q.2 68歳男性．20歳から1日40本の喫煙を継続．2年前より労作時呼吸困難が出現し受診．胸部X線における横隔膜の異常を述べてください．

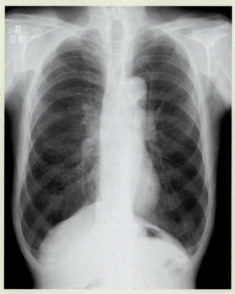

68歳男性，胸部X線：正面像

49

〈解説〉　右胸膜と右CP-angleには異常はなさそうです．**右横隔膜は平定化（＝ドーム状ではなく平らになる）しています**．右横隔膜の高さを調べてみましょう．後肋骨で横隔膜が何番目の高さかを評価します．

　肋骨の数え方を図5に示します．まず鎖骨を同定します．次に，鎖骨の下に第1前肋骨が存在するのを確認します．そして，前肋骨を1つずつ下に下りて数えていきます．後肋骨へのつながりがわかりやすいところで，後肋骨の番号を同定します．本症例は，第4前肋骨が，第4後肋骨へのつながりを確認しやすいです．

　次に同定した第4後肋骨から下に1つずつ数えていきましょう．第12後肋骨の高さに横隔膜が位置することがわかります（図6）．肺の過膨張があり，喫煙歴を加味すると，COPDが疑われます．

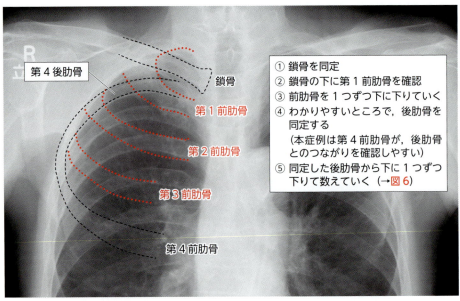

図5●胸部X線：肋骨の数え方

胸部X線を見逃しなく読む！ 第1章

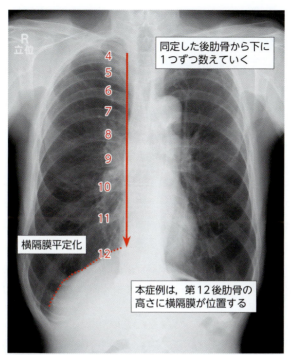

図6 ● 胸部X線：後肋骨の数え方と横隔膜の確認
右横隔膜平定化が認められる

A.2 横隔膜は平定化し，第12後肋骨の高さにある（→COPDを疑う）．

第1章 胸部X線を見逃しなく読む！

4 縦隔
～気管・気管支と肺動脈を追跡する～

　縦隔とは，「左右の肺と胸椎，胸骨に囲まれた部分」をいいます．縦隔の読影では肺門も合わせて評価します．肺門は「両肺内側面の，気管支・肺動脈・肺静脈が出入りする部位」で，多数のリンパ節があります．縦隔は，読み方を理解していないと読影が難しい領域です．しかし，肺癌（扁平上皮癌など）や転移性リンパ節が出現しやすい場所であり，見落としのない胸部X線読影をするために縦隔の読影を理解しておくことは必須です．本稿で**表**の手順に沿って理解を深めましょう．

表●縦隔の読影

読影するもの	確認内容
① 気管→気管分岐部	傍気管線肥厚や気管分岐部の開大の有無
② 右主気管支→右中間気管支幹	狭窄の有無
③ 右肺動脈と上肺静脈	右肺動脈の上縁ラインを追跡 右肺動脈に重なる後肋骨と右肺動脈が同じ太さであることの確認
④ 左主気管支→左肺動脈	狭窄の有無，左肺動脈の上縁ラインを追跡 左肺動脈上縁は右肺動脈の上縁より1〜2cm高い
⑤ 大動脈 →A-P window（大動脈肺動脈窓）	大動脈のラインとA-P windowの確認

1 縦隔に関連する解剖

　気管と気管支は**図1**のように存在します．気管・気管支に肺動脈を合わせたものを**図2**に示します．さらに，気管・気管支に肺静脈を重ねたものを**図3**に示します．この3段階の図を頭にイメージとして入れておいてください．これから，具体的な読影手順の説明に入っていきます．

胸部X線を見逃しなく読む！ 第1章

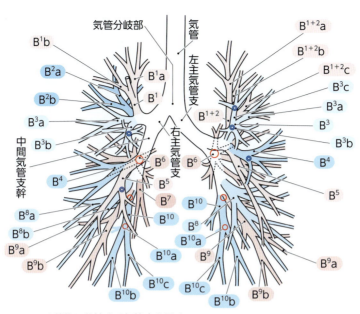

◉, ○は前後に分岐する気管支を示す

図1 ● 気管と気管支
（文献1を参考に作成）

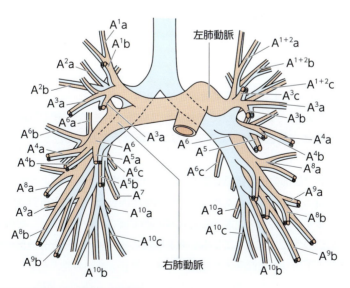

図2 ● 気管・気管支と肺動脈
（文献1を参考に作成）

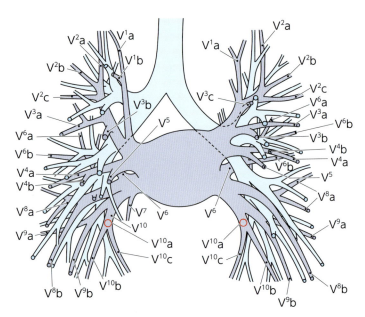

図3 ● 気管・気管支と肺静脈
(文献1を参考に作成)

2 気管→気管分岐部

　縦隔で見える線を図4, 5に示します．気管の黒い陰影を，上から下に確認します．まず，狭窄や偏位がないかを見ます．**気管の右壁が右肺と接する部分が，線となって認識されるところを傍気管線といいます**．実際は，気管の壁と胸膜2枚分に相当するため，1〜2mmの太さの線として認識されます[2]．**傍気管線が肥厚もしくは消失すると，気管の右側に病変（リンパ節腫大など）が存在することを意味します．**

　次に気管分岐部の形を確認します．気管の分岐角は，図6のように右が25°，左が35°になっています．したがって，異物を誤嚥した際に右主気管支に落ちやすくなっています．そのため，誤嚥性肺炎は右肺で起こりやすいです．分岐部が，図7のように逆U字型に開大していないかを確認しましょう．**気管分岐部の開大は，気管分岐部の下のリンパ節腫大を意味します．**気管分岐部の開大を呈した胸部X線を図8に示します．また，気管分岐部にわかりやすく赤色の補助線（━）をつけたものを図9に示しました．

第1章 胸部X線を見逃しなく読む！

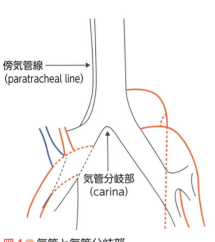

図4 ● 気管と気管分岐部
―：気管・気管支，―：静脈，―：動脈

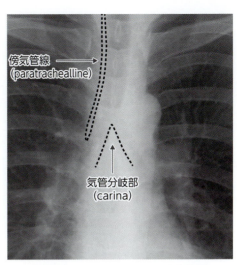

図5 ● 胸部X線：傍気管線と気管分岐部

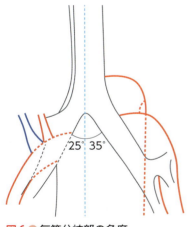

図6 ● 気管分岐部の角度

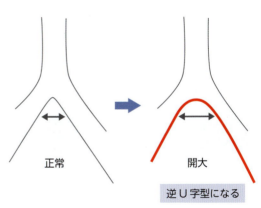

図7 ● 気管分岐部の開大

55

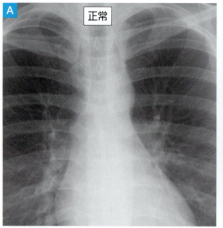
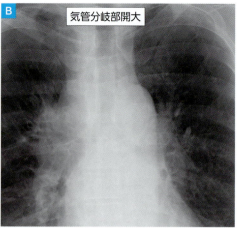

図8 ● 胸部X線：気管分岐部の開大

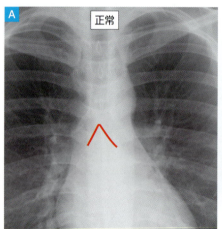
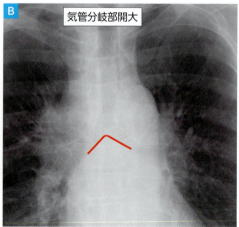

図9 ● 胸部X線：気管分岐部（―）の開大

3 右主気管支→右中間気管支幹

　気管分岐部まで見たら右主気管支を追跡し，右中間気管支幹を確認します（図10，11）．狭窄や偏位がないかを確認しましょう．

第1章 胸部X線を見逃しなく読む！

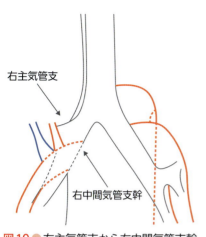

図10 ● 右主気管支から右中間気管支幹
―：気管・気管支，―：静脈，―：動脈

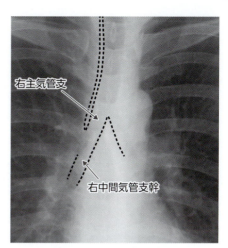

図11 ● 胸部X線：右主気管支から右中間気管支幹

4 右肺動脈と上肺静脈

　次に，**右肺動脈の上縁のラインを確認します**（図12，13）．リンパ節腫大や肺門部腫瘤がある場合は，右肺動脈の上縁のラインが見えなくなり，上方に腫瘤性病変が出現します．さらに右上に向かう上肺静脈も同定しましょう．

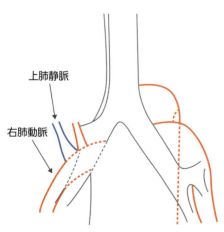

図12 ● 右肺動脈と上肺静脈
―：気管・気管支，―：静脈，―：動脈

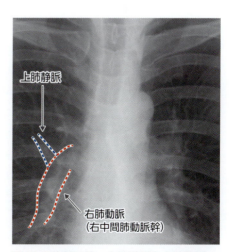

図13 ● 胸部X線：右肺動脈と上肺静脈

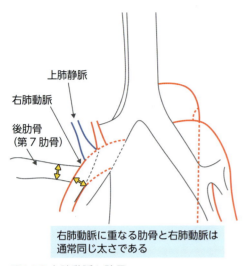
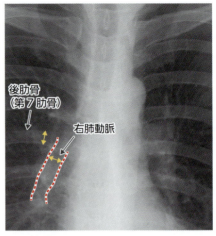

図14● 右肺動脈と肋骨
——：気管・気管支, ——：静脈, ——：動脈

図15● 胸部X線：右肺動脈と肋骨

　また，右肺動脈の太さも確認しましょう．通常は，**右肺動脈に重なる肋骨と右肺動脈は同じ太さになっています**（図14，15）．右肺動脈が重なる肋骨より太い場合は，肺動脈の拡張と考えます．

5 左主気管支→左肺動脈

　上肺静脈を同定できたら，**左主気管支を確認します**（図16，17）．そして，**左肺動脈の上縁ラインを追います**．左肺門部の腫瘤やリンパ節腫大がある場合は，左肺動脈の上縁ラインが消失し，近傍に腫瘤を認めるようになります．

　また，ここでは右肺動脈と左肺動脈の位置関係を理解しておきましょう（図18，19）．左肺動脈上縁は，右肺動脈上縁よりも1～2 cm高くなっています．そのため，左肺動脈上縁から右肺動脈上縁に移動する際は，矢印（→）のように右斜めに目線を動かしていくイメージをもっておきましょう．

胸部X線を見逃しなく読む！ 第1章

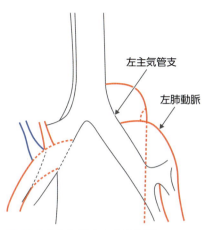

図16 ● 左主気管支と左肺動脈
―：気管・気管支, ―：静脈, ―：動脈

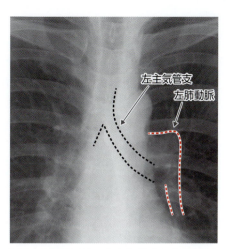

図17 ● 胸部X線：左主気管支と左肺動脈

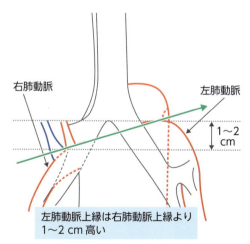

左肺動脈上縁は右肺動脈上縁より
1〜2 cm 高い

図18 ● 右肺動脈と左肺動脈
―：気管・気管支, ―：静脈, ―：動脈

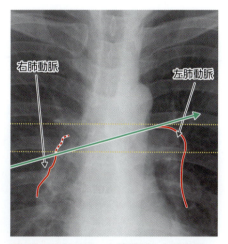

図19 ● 胸部X線：右肺動脈と左肺動脈

59

大動脈→A–P window（大動脈肺動脈窓）

大動脈のラインを下肺野まで追跡します（図20, 21）．そして，A–P window（大動脈肺動脈窓）とよばれる，上が大動脈弓下縁，内側が気管，下が肺動脈上縁，外側が縦隔胸膜で囲まれる部分（図20 ■，22B ■）が，凹んでいることを確認しましょう．図21に冠状断のCTと対比して示します．突出があると大動脈近傍のリ

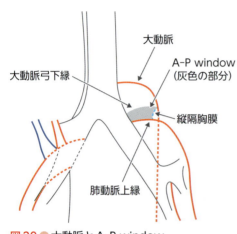

図20 ● 大動脈とA–P window
―：気管・気管支，　―：静脈，　―：動脈

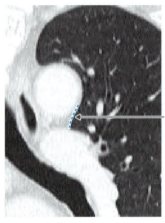

図21 ● 胸部CT：
大動脈とA–P window

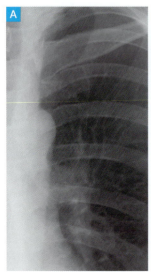
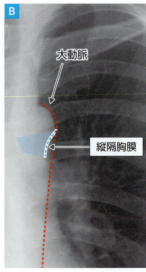

図22 ● 胸部X線：縦隔胸膜

60　胸部X線・CTの読み方 やさしくやさしく教えます！改訂版

ンパ節（#5〜#6）の腫大が疑われます．ただし，A-P window自体が確認できない患者さんもいます．

確認問題

Q. 55歳女性．健康診断で異常陰影を指摘され，呼吸器内科外来を受診．胸部X線の縦隔を読影し，所見を述べてください．

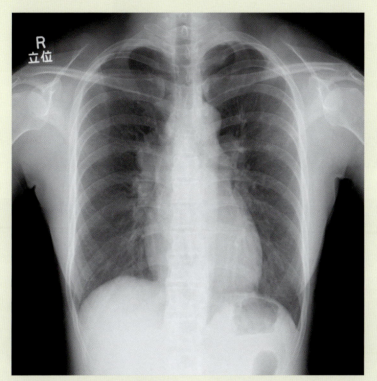

55歳女性，胸部X線：正面像

〈解説〉　右肺動脈上縁のラインが外側に突出しており（図23 ━），右肺門リンパ節腫大が疑われます．

　本症例は，胸部CTで，縦隔肺門リンパ節腫大を認め（図24 ➡），サルコイドーシスが疑われます．超音波気管支鏡ガイド下針生検（endobronchial ultrasound-guided transbronchial needle aspiration：EBUS-TBNA）を施行したところ，リンパ節からは類上皮細胞肉芽腫を認めました．

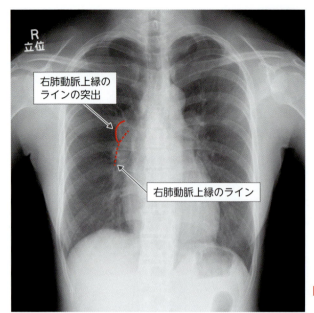

図23 ● 胸部X線：サルコイドーシス

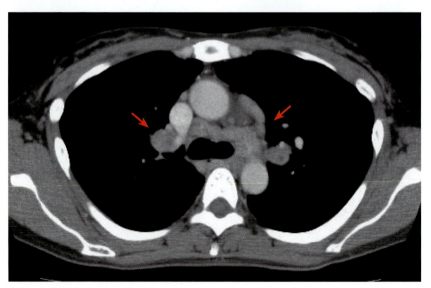

図24 ● 胸部CT：サルコイドーシス

A. 縦隔肺門リンパ節腫大を認める（→サルコイドーシスを疑う）．

〈文献〉
1）「画像診断に絶対強くなるワンポイントレッスン」（扇 和之/編，堀田昌利，土井下 怜/著），羊土社，2012
2）「レジデントのためのやさしイイ胸部画像教室 第2版」（長尾大志/著），日本医事新報社，2018
3）「胸部 画像診断の勘ドコロNEO」（髙橋雅士/編），メジカルビュー社，2023

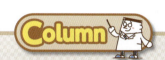

❷ 胸部X線の読影力を上げるコツは？

　よく研修医の先生から，「胸部X線の読影力を上げるコツは何でしょうか？」と質問を受けます．胸部X線の読影力を上げる方法に王道はないと思われますが，筆者の私見を述べてみます．

　胸部X線の読影力を上げるコツとしては，第一に本書で示した読み方でもほかの方法でもよいので，**自分の読み方を決めて，毎回同じ方法で読むこと**だと思います．毎回，胸部X線を，同じ順番で同じように読んでいるうちに，正常像が記憶できますし，見逃しを減らすことができます．

　第二に，胸部X線と胸部CTの両方を施行された症例においては，**胸部X線を十分に読影して胸部CT所見を想像し，答え合わせとして胸部CTを確認する**ことだと思います．本邦では，比較的容易に胸部CTを撮影できてしまうため，当院でも研修医の先生が，症例プレゼンテーションで画像を提示する場合に，胸部X線を飛ばして胸部CTから供覧に出す場面があります．その際は，胸部X線から先に提示して，胸部X線所見から述べるように指導しています．必ず**「胸部X線の読影→胸部CTの読影」**という癖をつけておきましょう．

　第三に，「自分では胸部X線において異常所見と捉えた箇所があったけど，実際CTで確認すると正常だった．なぜだろう？」というような疑問が生じた際は，周囲にいる**胸部X線の読影力が高い先生に質問する**ことです．手持ちの教科書で調べても，実際の臨床における胸部X線読影の疑問は，解決しないことも多いです．その際は，経験のある先輩に聞くのが1番です．したがって，身近に胸部X線読影力の高い先生を1人でも見つけておくことが，自分の読影力を上げるのに恵まれた環境を手に入れることにつながります．

第1章 胸部X線を見逃しなく読む！

5 肺野
～血管を追えるようになろう～

　肺野の異常影を見落とさないように読影するために，肺野の血管の読影を理解することは必須です．まずは，解剖を確認しましょう．

1 肺野の解剖

　図1，2のように肺野には血管が存在します．よって，肺野には基本的に血管陰影（肺動脈と肺静脈）が無数に見え，これは肺紋理とよばれます（図3）．血管は肺野

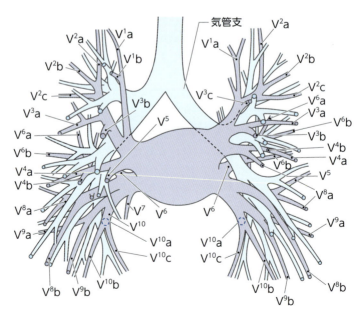

図1●肺野の血管：肺静脈
（文献1を参考に作成）

胸部X線を見逃しなく読む！ 第1章

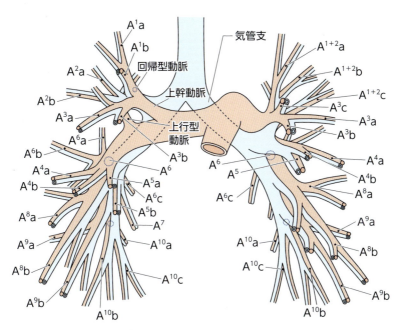

図2 ● 肺野の血管：肺動脈
（文献1を参考に作成）

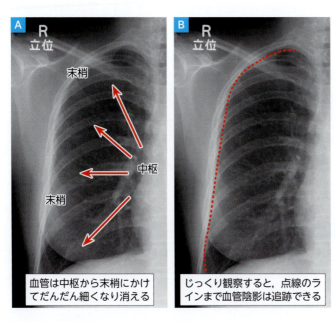

図3 ● 肺紋理

の中枢（＝心臓に近い部分）から末梢（＝胸膜に近い部分）にかけてだんだん細くなって消えていきます．線量の判定のときに中枢から末梢にかけて3分の2以上血管を追跡できれば線量は多すぎではない（not over）と説明しましたが（第1章-1参照），じっくり観察すると，血管はさらに末梢の胸膜に近い部分まで同定可能です（図3）．

肺野の読影法

筆者の肺野の読影順序を示します．

表のように右肺から血管を追跡していきます．中枢から末梢に行くにつれてだんだん細くなり血管が消えていきます．目線の動かし方を，図4, 5に示しましたので，番号に従って，右肺から左肺にかけて追跡する練習をしてみましょう．このとき，左右の肺野を比較するようにしましょう．

血管陰影が急に増強した場合は，結節の存在が疑われます．図6は左上肺野で血管陰影を肺尖部にかけて追跡すると，**途中で血管陰影の増強を認め，結節が同定できます．**本症例は，胸部CT（図7）で，左上葉に胸膜陥入像を伴う結節影を認め，経気管支肺生検によって原発性肺腺癌の診断となりました．

気胸の場合は，血管陰影が途絶する所見が得られます．図8では，左肺尖部における**血管陰影の途絶**と，**臓側胸膜の白いライン**を認め，左気胸と診断できます．

表●肺野の読影

肺野の読影順	
右肺（図4）	左肺（図5）
① 右肺尖に向かう血管 ② 右横に向かう血管 ③ ①と②の間の血管 ④ 右CP-angleに向かう血管 ⑤ ②と④の間に向かう血管 ⑥ 下に向かう血管	① 左肺尖に向かう血管 ② 左横に向かう血管 ③ ①と②の間の血管 ④ 左CP-angleに向かう血管 ⑤ ②と④の間に向かう血管 ⑥ 下に向かう血管
確認内容	
• 正常であれば血管陰影は肺野の中枢から末梢にかけて徐々に消えていく • 血管陰影の増強（結節）や途絶（気胸）がないかを確認する	

胸部X線を見逃しなく読む！ 第1章

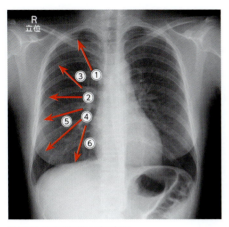

図4 ● 胸部X線：右肺野

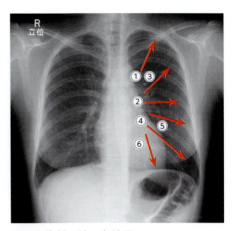

図5 ● 胸部X線：左肺野

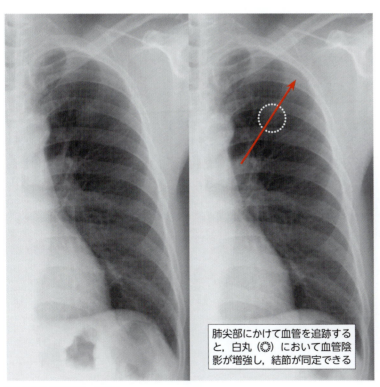

肺尖部にかけて血管を追跡すると，白丸（◯）において血管陰影が増強し，結節が同定できる

図6 ● 胸部X線：肺癌
（文献2を改変して転載）

67

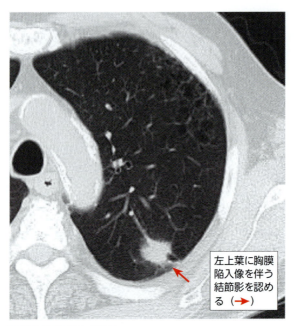

図7 ● 胸部CT：肺癌
左上葉に胸膜陥入像を伴う結節影を認める（→）
（文献2より転載）

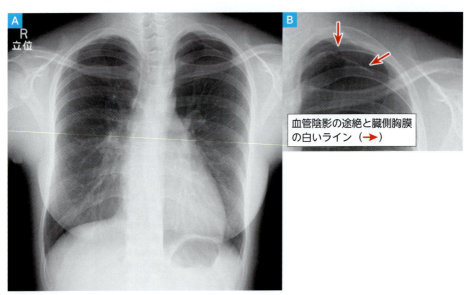

図8 ● 胸部X線：気胸
血管陰影の途絶と臓側胸膜の白いライン（→）

3 読影に余裕がでてきたら,「太い肺動静脈」についてここまで覚えよう!

肺動静脈のうちメルクマールとなる太い肺動静脈を覚えておくと,胸部X線読影の精度がさらに向上します.余裕がある方は,覚えておきましょう.

a. 肺動脈

図9のように,上肺野と下肺野に,それぞれ2〜3本の肺動脈が走行していることをおさえておきましょう.

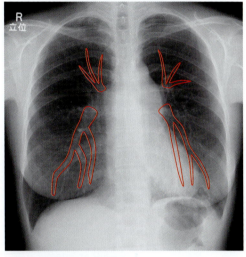

図9 胸部X線:肺動脈

b. 肺静脈

図10のように,右肺において,上肺静脈1本と下肺静脈3本が走行していることを理解しておきましょう.

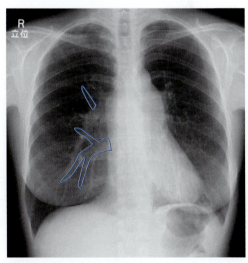

図10 胸部X線:肺静脈

確認問題

Q. 62歳女性．検診で胸部異常陰影を指摘されたため受診．胸部X線における肺野の異常を述べてください．

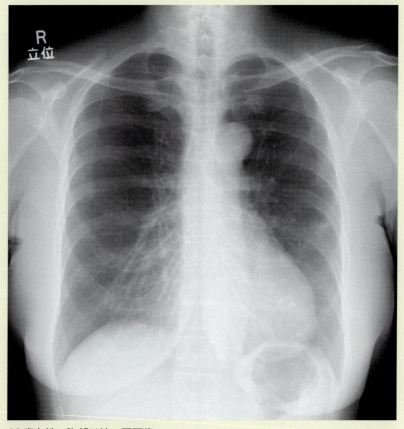

62歳女性，胸部X線：正面像

〈解説〉 右肺野から血管を順に追っていきます．右肺には異常はなさそうです．さらに左肺野の血管を追っていきます．すると，**左横に走行する血管陰影が途中から増強する箇所があります**（図11 ○）．左中肺野に結節陰影が同定できます．

本症例は，**胸部CTでも胸膜陥入像や血管を巻き込む結節を認め**（図12 →），肺癌**が疑われます**．気管支鏡にて肺腺癌の診断となり，手術を施行しました．

胸部X線を見逃しなく読む！ 第1章

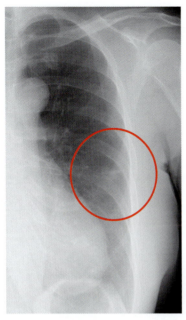

図11 ● 胸部X線：肺癌

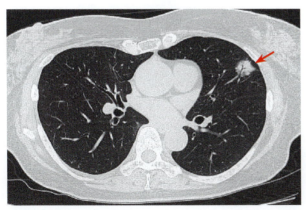

図12 ● 胸部CT：肺癌

A. 左中肺野の結節影を認める（→肺癌を疑う）．

〈文献〉
1）「画像診断に絶対強くなるワンポイントレッスン」（扇 和之/編, 堀田昌利, 土井下 怜/著），羊土社，2012
2）中島 啓：よくあるピットフォール〜誤診しやすい画像読影．レジデントノート，16：698-706，2014

第1章　胸部X線を見逃しなく読む！

6 見落としやすい部位の確認
～肺尖部の左右差と側面像を確認しよう～

前稿までの手順で読影を行ったら，最後に見落としやすい部位（表）を確認しましょう．

1 見落としやすい部位

まず正面像で肺尖部を確認します．肺尖部は鎖骨，肋骨が重なっていて全体的に白く写るため，異常影を見落としやすくなります．側面像では，正面像からは評価が難しい場所を確認します．胸骨の背側，心臓・横隔膜の背側，椎体になります．

表● 見落としやすい部位

読影する解剖	確認内容
正面像 ① 肺尖部	左右で陰影の濃度を比較
側面像 ② 胸骨の背側（＝胸骨後腔） ③ 心臓・横隔膜の背側（＝心臓後腔） ④ 椎体	胸骨の背側（＝胸骨後腔）と心臓・横隔膜の背側（＝心臓後腔）が黒いことを確認 椎体の陰影が上から下にかけてだんだん黒くなることの確認

2 正面像

肺尖部は鎖骨，肋骨，血管（上方に向かう肺動脈）が，多く集まり全体的に白く写るため，異常影が隠れてしまい，見落としやすい部位です．**肺尖部の確認では，十分に左右差を比較しましょう**（図1）．

72　胸部X線・CTの読み方 やさしくやさしく教えます！改訂版

第1章 胸部X線を見逃しなく読む！

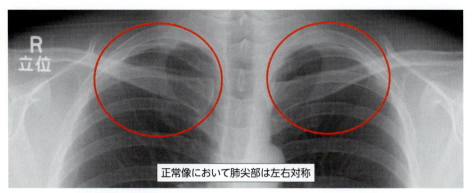

図1● 胸部X線正面像：肺尖部の確認

　肺尖部に左右差がある場合は，異常影が出現している可能性があるので，結節影や腫瘤影が存在しないか十分な評価を行い，必要に応じて胸部CTも考慮しましょう．特に空洞性病変を伴う場合は，結核の可能性が出てきます．

3 側面像

　側面像で見える線を図2に示します．
　側面像では，**正面像では評価が難しい前縦隔（胸骨の背側），心臓・横隔膜の背

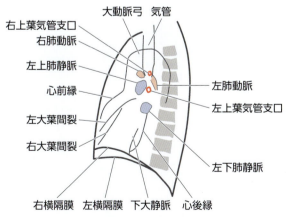

図2● 胸部X線側面像で見える線

73

側，椎体を確認します．正面像において，前縦隔（胸骨の背側）は胸骨や心陰影が重なり，心臓・横隔膜の背側も心陰影・横隔膜に隠れて，正面像だけでは異常影を見落としやすい部位だからです．具体的には図3に示すように胸骨の背側（＝胸骨後腔），心臓・横隔膜の背側（＝心臓後腔）が黒いことを確認します．この領域が黒くない場合は，肺炎や腫瘍が存在する可能性があります．さらに図4のように**椎体の陰影は，上から下にかけてだんだん黒くなることを覚えておくと，椎体に重なる下葉の肺炎を見つけやすいです**．胸部X線読影にある程度慣れてきて余裕があれば，図2に示した側面像で見える線も少しずつ覚えられると御の字です．

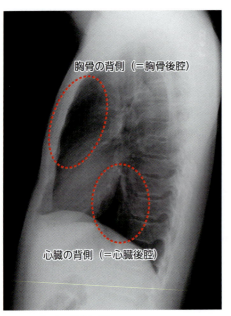

図3 ● 胸部X線側面像：
確認する部位（正常像）

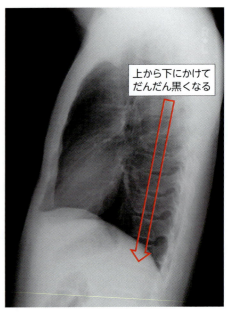

図4 ● 胸部X線側面像：
背側の椎体陰影の変化

第1章 胸部X線を見逃しなく読む！

確認問題

Q.1 64歳男性．糖尿病の治療中．咳嗽と微熱を1カ月前から認め受診．胸部X線における「見落としやすい部位（肺尖部）」の異常を述べてください．

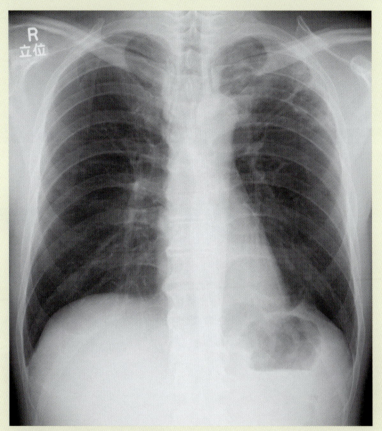

64歳男性，胸部X線（正面像）

〈解説〉　図5に示すように肺尖部の濃度を左右で比較すると，左肺尖部の透過性低下（白くなっていること）がわかります．左肺尖部に複数の結節影，左上肺野に空洞影を認めます（図5〇）．

　本症例は，胸部CTで，左上葉に粒状影（図6A〇），結節影（図6A→），空洞影（図6B→）を認めました．後に喀痰の抗酸菌培養が陽性となり，結核の診断となりました．

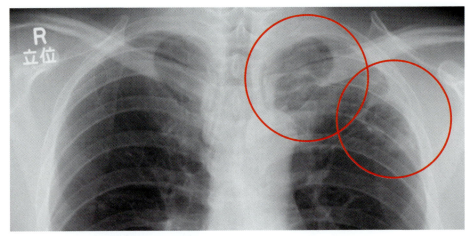

図5 ● 胸部X線（肺尖部拡大）：肺結核

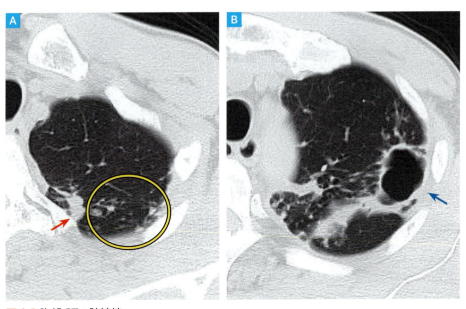

図6 ● 胸部CT：肺結核

A.1 左肺尖部の結節影，左上肺野の空洞影を認める（→肺結核を疑う）．

第1章 胸部X線を見逃しなく読む！

Q.2 55歳男性．胸部異常陰影を指摘され呼吸器内科外来を受診．胸部X線正面像（A）における縦隔の異常，側面像（B）における異常を述べてください．

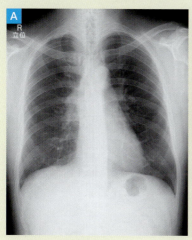
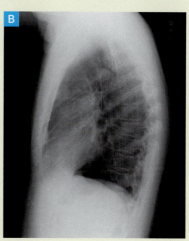

55歳男性，胸部X線
（文献1より転載）

〈解説〉 胸部X線正面像では右肺動脈上縁の線から途中で急に凸の所見（図7A ○内，—）が出ています．また側面像では，胸骨の背側（＝胸骨後腔）の透過性が低下しています（図7B ○）．縦隔腫瘤や右肺門部リンパ節転移が疑われます．

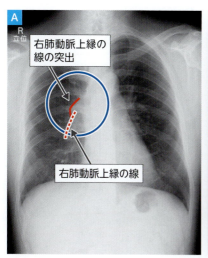
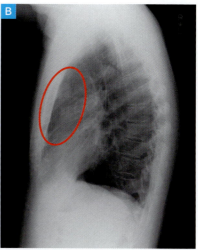

図7 ● 胸部X線：胸腺癌

77

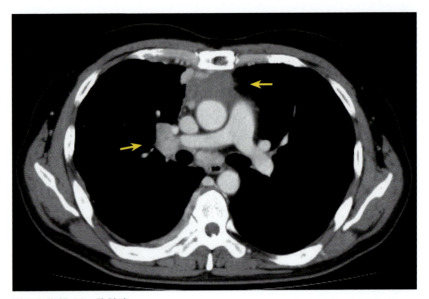

図8● 胸部CT：胸腺癌
右肺門リンパ節腫大を認める（→）

本症例の胸部CTでは，前縦隔に腫瘤を認め，肺門・縦隔リンパ節転移を認めました（図8）．前縦隔の原発巣に対してCTガイド下肺生検を行い，胸腺癌の診断となり，化学療法を開始しました．

A.2 前縦隔の透過性低下，右肺門部腫瘤を認める（→胸腺癌，肺門・縦隔リンパ節転移を疑う）．

〈文献〉
1）中島 啓：よくあるピットフォール〜誤診しやすい画像読影．レジデントノート，16：698-706，2014
2）「異常陰影を見逃さない・的確に表現するための胸部単純X線写真読影トレーニング」（門田淳一/監，小宮幸作，岡田文人/著），南江堂，2022
3）「レジデントノート増刊 Vol.24 No.5 読影力がグッと上がる！胸部X線写真・CTの読み方，考え方」（室田真希子/編），羊土社，2022

第1章　胸部X線を見逃しなく読む！

7 研修医におさえてほしい 胸部X線の正常変異

　胸部X線で代表的な正常変異をおさえておくと，胸部X線読影の精度が上がります．研修医におさえてほしい正常変異を**表**にまとめます．

表 ● 研修医におさえてほしい正常変異

① 乳頭陰影
② 陳旧性肋骨骨折
③ 心膜外脂肪組織（epipericardial fat pad）
④ 骨頭（bone island）
⑤ 第1肋軟骨の石灰化
⑥ 皮膚のシワ（skin fold）
⑦ apical cap

1 乳頭陰影（図1）

　乳頭が肺野に重なり，肺結節に見える場合があり，まぎらわしい陰影を呈することがあります．乳頭である場合は，両側性，下肺野外側よりに認めます．ときに，片方しか認めないこともあり，その場合は胸部CTを撮像して判断することを検討します．

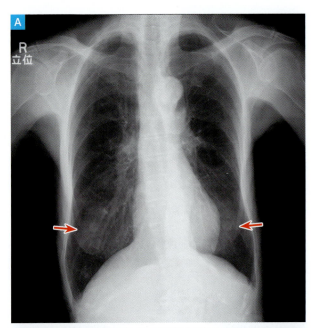
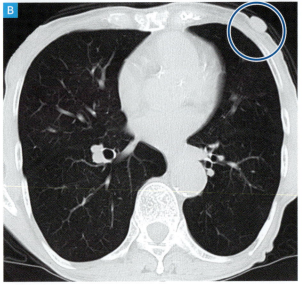

図1● 女性の乳頭
A：胸部X線．両側下肺野に結節影を認める（→）
B：胸部CT．胸部X線左下肺野の結節影は胸部CT上の乳頭（○）と考えられる

2 陳旧性肋骨骨折（図2）

肋骨骨折後に化骨を形成し，骨周囲や骨内に硬化像を認めることにより，**肋骨と重なる結節を呈する**場合があります．

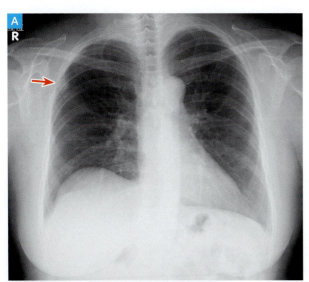

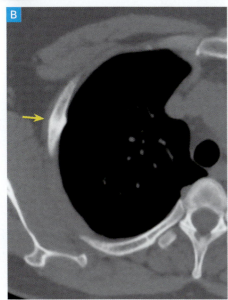

図2 ● 陳旧性肋骨骨折
A：胸部X線．右第3肋骨に重なる結節を認める（）
B：胸部CT．右第3肋骨に陳旧性骨折後の化骨を認める

心膜外脂肪組織（epipericardial fat pad）（図3）

　心臓横隔膜近傍は，心外膜周囲に脂肪の増生をきたしやすいです．心膜外脂肪組織が増生した場合，脂肪が心臓に接するため，シルエットサイン陽性となります．これにより，**心陰影が不明瞭となり，正常肺へとなだらかに移行する淡い陰影**となります．典型像では容易に判断できますが，塊状の陰影を呈する場合は，縦隔や肺内の腫瘍性病変のように見えます．

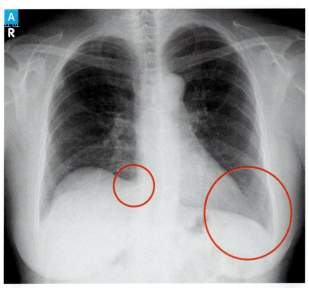

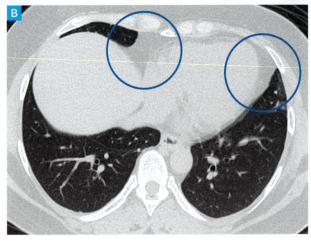

図3 ● 心膜外脂肪組織
A：胸部X線．心臓辺縁の線が横隔膜近傍で不鮮明となっている（〇）
B：胸部CT．心臓の周囲に脂肪を認める（〇）

4 骨頭（bone island）（図4）

骨頭（bone island）とは，海綿骨内に残存した緻密骨です．肋骨の骨頭は，頻度が高く，病的意義はありませんが，肺結節との鑑別のため胸部CTが必要となることも多いです．

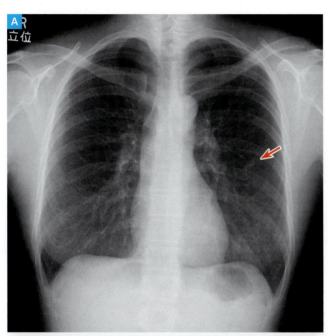

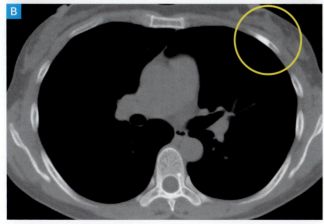

図4 ● 骨頭
A：胸部X線．第4前肋骨に重なる結節を認める（→）
B：胸部CT．第4肋骨に骨硬化像を認める（〇）

5 第1肋軟骨の石灰化 (図5, 6)

　肋軟骨の石灰化は加齢により増強します．特に第1肋骨で頻度，程度が強いです．20代ではほとんど認めませんが，30代を境に目立つようになり，高齢になるほど頻度が高いです．**ときに左右差があり，石灰化なのか肺野の異常なのか判断が難しく，胸部CTも考慮します．**

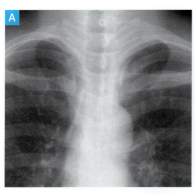
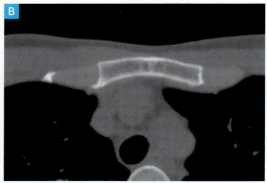

図5● 20代の患者の第1肋軟骨
A：胸部X線．第1肋軟骨の石灰化は認めない
B：胸部CT．第1肋軟骨の石灰化は認めない

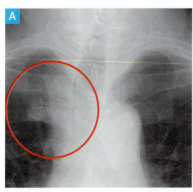
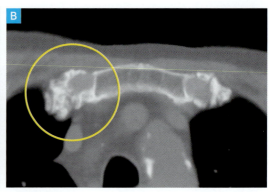

図6● 80代の患者の第1肋軟骨
A：胸部X線．右優位に第1肋骨の石灰化が疑われる (🔴)．肺野結節との判断が難しい
B：胸部CT．右優位に第1肋軟骨の石灰化を認める (🟡)

6 皮膚のシワ（skin fold）（図7）

　高齢者の背臥位撮影で，**皮膚のシワが肺野に重なり，直線または円弧状の帯状影を呈することがあります**．シワが虚脱した胸膜に見えて，気胸と間違えやすいため，注意します．気胸と鑑別するためには，肺野の血管に着目しましょう．「線」の外側に肺血管（肺紋理）を認めない場合は，「線」は胸膜を示唆し，気胸です．「線」の外側に肺血管を認める場合は，「線」は皮膚のシワと考えられます．

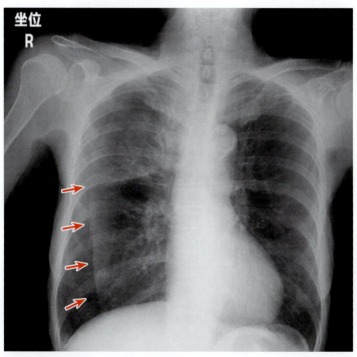

図7● 皮膚のシワ
直線状の帯状影を認める（→）．線の外側に肺紋理が確認できるため皮膚のシワと考えられる

7 apical cap（図8）

肺尖部にときどき認める胸膜肥厚様の陰影です．一般的に加齢性の変化とされ，病理学的には非特異的な線維性瘢痕で，病的意義はありません．**胸部X線上は，両側性，胸壁に沿った平滑ないし波状の辺縁を有する帯状影を呈します．**胸部X線では，幅は5 mm以内が正常です．片側性，幅が5 mm以上，増大傾向を示す場合は肺癌の可能性も考えます．

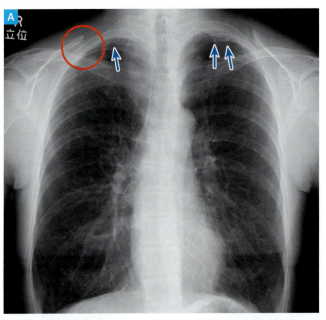
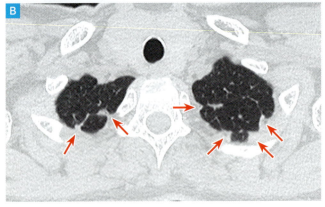

図8 ● apical cap
A：胸部X線．両側肺尖部に波状の帯状影（→），胸膜肥厚（○）を認める
B：胸部CT．両側肺尖部の胸膜直下に不整形の陰影（→）を認める

胸部X線を見逃しなく読む！ 第1章

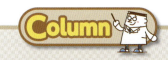

❸ 胸部画像検査の被曝によるリスク

　胸部X線や胸部CTについては，読影だけでなく，放射線被曝によるリスクに関しても理解しておきましょう．

　人体への放射線の危険度は，Sv（シーベルト）という単位で表されます．放射線のエネルギー量を示す単位にGy（グレイ）がありますが，放射線の種類や，人体組織ごとの放射線による影響の受けやすさを考慮して，Gyから換算して得られる値がSvです．

　国際放射線防護委員会（International Commission on Radiological Protection：ICRP）は，100 mSvの放射線を全身に被曝することで，**がんによる死亡率が0.5％増加する**と報告しています．年間100 mSv程度以下では直線的にリスクが上昇するかどうかは明らかではありませんが，線量の増加により発癌リスクが増えるとされています．

　また，放射線被曝においては，発癌リスクのほかに，妊婦における胎児奇形などの問題があります．日本産婦人科学会のガイドラインでは，表のように記載されており，基本的に**妊婦に対しては50 mSv以下の被曝であれば，胎児奇形の発生率しないと述べています**[1]．ただし，放射線被曝による発癌リスクは，胎児は成人よりも高いと考えられており，不要な妊婦被曝は避けるべきとされています．

表● 妊娠中の放射線被曝の胎児奇形への影響

受精後10日まで	奇形発生率の上昇はない
受精後11日～妊娠10週	奇形を誘発する可能性があるが，50 mGy未満では奇形発生率を上昇させない
妊娠9～26週	中枢神経障害を起こす可能性があるが，100 mGy未満では影響しない

（文献1を参考に作成）

　実は，われわれは自然界でも1年間に2.4 mSvの放射線の被曝を受けています．さらに飛行機で東京とニューヨークを1往復するだけでも，宇宙からの放射線0.1～0.2 mSvくらいを被曝します．つまり少量の被曝を日々受けながら，われわれは生きているということになります．

　胸部単純X線（正面像）での被曝は0.05～0.1 mSvで，ICRPが報告した100 mSvよりも非常に少ない量であり，**基本的には医学的に問題にはならないと考えられます**．側面像では，正面像の3～4倍の被曝量になります．ただし，胸部CT検査では7.0 msVの被曝を受けます．胸部X線と比べると約100倍の被曝量です．年齢が20歳を過ぎると被曝による累積悪性腫瘍発生率は低下しますが，肺は骨髄と同様に50歳時まで放射線被曝による累積腫瘍発生率があまり低下しないとされます[2]．よって，基本的には不必要な胸部

87

CTによる被曝は避けるべきです．特に**小児や若年成人，妊婦に対しては，胸部CTの適応については慎重になる必要があります**．

しかし，呼吸器疾患の診療において，胸部CTから得られる情報は多く，早期の診断や治療につながり，患者さんの生命予後改善をもたらすことが多いことも事実です．われわれ臨床医は，**個々の患者さんに対して，胸部画像検査から得られる利益と不利益のバランスを考慮して，診療する姿勢**が大切だと思います．そして，必要性の高いときに胸部画像検査を行い，可能な限り余分な被曝量を減らす努力が重要です．

〈文献〉
1）「産婦人科診療ガイドライン産科編2023」（日本産科婦人科学会，日本産婦人科医会/編），日本産科婦人科学会，2023
2）「新 呼吸器専門医テキスト改訂第2版」（日本呼吸器学会/編），南江堂，2020

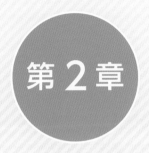

胸部CT
~まず解剖と一緒に理解する~

第2章 胸部CT〜まず解剖と一緒に理解する〜

0 はじめに

読影のコツ

- 縦隔条件と肺野条件の両方を確認する.
- いつも同じ順番で解剖学的に臓器ごとに評価する.
- 患者の以前の胸部CTがあれば比較読影する.

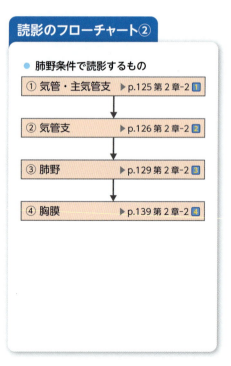

読影のフローチャート①

● 縦隔条件で読影するもの
① 骨軟部組織（軟部組織, リンパ節, 骨） ▶p.96 第2章-1 1
② 甲状腺・大静脈・上腹部臓器・大動脈 ▶p.97 第2章-1 2
③ 食道・気管 ▶p.103 第2章-1 3
④ 心臓 ▶p.106 第2章-1 4
⑤ 肺静脈・肺動脈 ▶p.109 第2章-1 5
⑥ 縦隔肺門リンパ節 ▶p.112 第2章-1 6

読影のフローチャート②

● 肺野条件で読影するもの
① 気管・主気管支 ▶p.125 第2章-2 1
② 気管支 ▶p.126 第2章-2 2
③ 肺野 ▶p.129 第2章-2 3
④ 胸膜 ▶p.139 第2章-2 4

第2章 胸部CT～まず解剖と一緒に理解する～

1 胸部X線と胸部CTの違い

　胸部CTは，胸部X線よりも立体構造を見分ける能力（空間分解能）に優れ，画像所見からさまざまな鑑別診断が可能です．例えば，次の確認問題を見てください．

確認問題

Q. 脳梗塞後遺症で嚥下障害のある69歳男性．来院前日に食事の際にむせを認めました．その後，発熱と喀痰増加を認め，救急外来を受診．胸部X線と胸部CTから鑑別診断を述べてください．

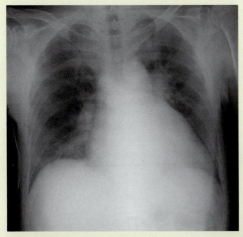

69歳男性，胸部X線

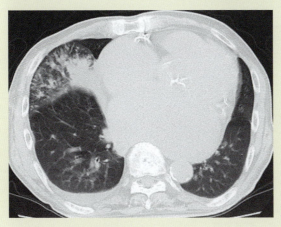

胸部CT

〈解説〉　胸部X線写真では，右下肺野に透過性低下があり（図1→），病歴と合わせると誤嚥性肺炎が疑われます．しかし，胸部CTを読影すると，図2のような読影所見と鑑別診断があがります．

　読影法や用語の定義については後述しますが，胸部CT（図2）では，右中葉に**小葉間隔壁肥厚，小葉中心性粒状影，気管支血管束肥厚を認め**，中枢側の腫瘤状の陰影（図2○）と合わせると，**誤嚥性肺炎だけでなく，肺癌および癌性リンパ管症も鑑別にあがります**．本症例では，肺炎の治療を開始するとともに，腫瘍マーカーを追加測定し，肺炎治療後も，胸部画像をフォローする方針となりました．

　個々の症例に対する胸部CTの必要性については，放射線被曝のリスクも考慮し十分な検討が必要ですが，本症例で示したように，胸部CTを的確に読影できれば鑑別診断の幅が広がります．

A. 誤嚥性肺炎疑い（除外すべき鑑別診断：肺癌，癌性リンパ管症）

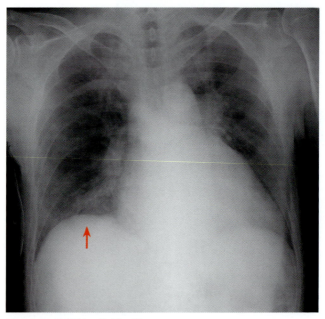

図1●69歳男性，胸部X線

胸部CT 〜まず解剖と一緒に理解する〜 第2章

　本邦は，CTの普及率が高いこともあり，市中総合病院では胸部X線で同定した肺病変に対して，追加で胸部CTを行うことは多いと思います．**肺病変の診断は，胸部X線写真の読影にはじまりますが，具体的な鑑別診断においては胸部CT所見から多くの可能性を導くことが可能です**．胸部CTの原理については成書に譲り，本書では，実際の読影法について述べていきます．

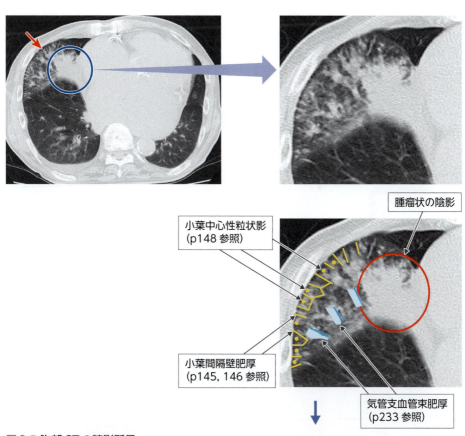

図2 ● 胸部CTの読影所見
胸部CTに表れている読影所見．
該当ページで後述しますので，「このような所見があるんだ」くらいで留めておいてください．

2 胸部CTの読影順序

　胸部X線と同じく胸部CTの読影にも，決まった順番はありませんが，見落としを防ぐためには**縦隔条件と肺野条件を確認すること，いつも同じ順番で解剖学的に臓器ごとに評価すること**が重要です．また胸部X線の読影と同じく，**患者の以前の胸部CT写真があれば比較読影をすることも大切です**．

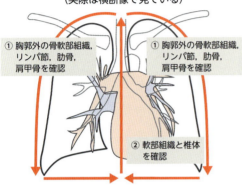

図3 ● 骨軟部組織

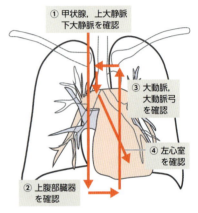

図4 ● 甲状腺・大静脈・上腹部臓器・大動脈

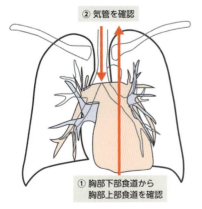

図5 ● 食道・気管

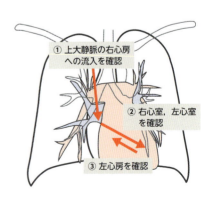

図6 ● 心臓

読影する順序を読影のフローチャート①②（本稿冒頭 p.90）と図3～9に示しました．筆者が普段読影している順番で，次稿からまず縦隔条件から解説し，次に肺野条件について説明します．臓器ごとに読影する際に，目線の動きが最小限ですむ順番になっています．

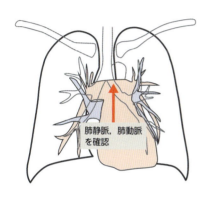

図7● 肺静脈・肺動脈

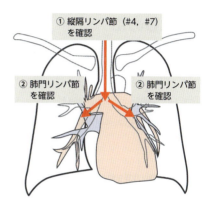

図8● 縦隔肺門リンパ節

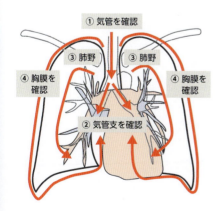

図9● 気管支・肺野・胸膜

第2章 胸部CT〜まず解剖と一緒に理解する〜

1 縦隔条件
~大血管・心臓・リンパ節を評価しよう~

はじめに

　縦隔条件の読影は，大血管・心臓・リンパ節などを評価するために重要です．本稿では実際の読影手順に沿って，①骨軟部組織，②甲状腺・大静脈・上腹部臓器・大動脈，③食道・気管，④心臓，⑤肺静脈・肺動脈，⑥縦隔肺門リンパ節の順で確認のしかたを解説します．

1 骨軟部組織

　表1，図1に示すように骨軟部組織では，胸郭外にある**軟部組織，リンパ節，骨を確認します**．なお，本書は肺病変の鑑別に重きをおくので，骨軟部陰影に関する詳細は割愛します．

表1● 骨軟部組織の読影

読影するもの	確認する異常所見
軟部組織（筋肉・脂肪）	皮下気腫
リンパ節（腋窩・頸部・鎖骨上窩）	リンパ節腫大
骨（肋骨・椎体骨・肩甲骨など）	腫瘍性病変

胸部CT〜まず解剖と一緒に理解する〜 第2章

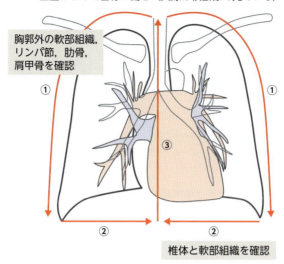

図1 ● 骨軟部組織の読影手順

2 甲状腺・大静脈・上腹部臓器・大動脈

骨軟部組織の確認が終わったら，表2，図2に示すように甲状腺・大静脈・上腹部臓器・大動脈を読影します．以降，順を追って解説します．

表2 ● 甲状腺・大静脈・上腹部臓器・大動脈の読影

読影する臓器	確認する異常所見
甲状腺	嚢胞や腫大，石灰化
上大静脈・右心房・下大静脈	狭窄や腔内腫瘍
上腹部臓器	各臓器の異常（詳細は成書を参照）
大動脈・大動脈弓	大動脈解離，大動脈瘤

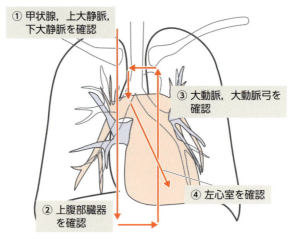

図2 ● 甲状腺・大静脈・上腹部臓器・大動脈の読影手順

a. 甲状腺

　まず甲状腺を確認します．甲状腺は，やや吸収値の高い陰影として，気管の左右に認めます（図3→）．甲状腺は腫大，腫瘤，囊胞がないかを見ます．甲状腺に偶発的に腫瘤を認めた場合は，甲状腺エコーを検討しましょう．腫瘤径≧1 cm，周囲への浸潤，リンパ節の石灰化などを認める場合は，悪性腫瘍のリスクがあり，甲状腺エコーが推奨されます[1]．

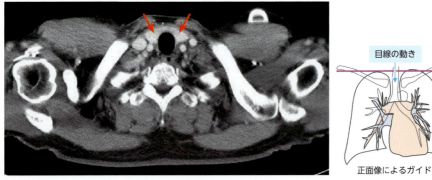

図3 ● 甲状腺（正常像），胸部CT冠状断によるガイド

b. 上大静脈・右心房・下大静脈

甲状腺を確認したら，次に左右の腕頭静脈を観察し（図4），上大静脈（図5 ➡）への合流を確認します．上大静脈の近くに腫瘤やリンパ節腫大がある場合は，上大静脈の圧迫による狭窄がないかを確認します．上大静脈の閉塞，狭窄により上半身からの静脈血の還流障害を認め，頭部・顔面など上半身の浮腫をきたす症候群を上大静脈症候群といいます．上大静脈を尾側に追っていき，右心房への流入（図6 ➡）

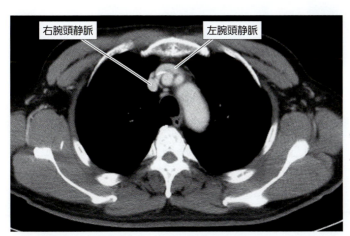
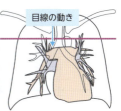

図4 ● 胸部CT：腕頭静脈

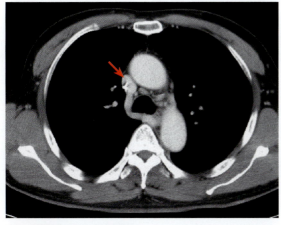
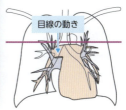

図5 ● 胸部CT：上大静脈

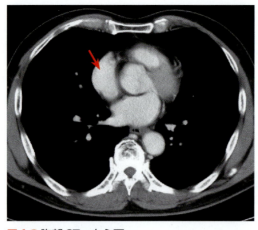
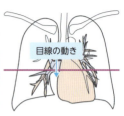

図6 ● 胸部CT：右心房

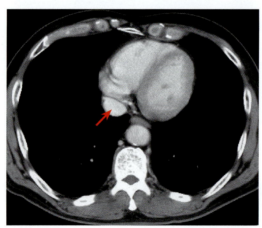
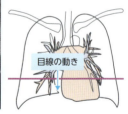

図7 ● 胸部CT：下大静脈

を確認します．右心房を確認したら，下大静脈（図7 ➡）を尾側に追っていきます．

C. 上腹部臓器

　下大静脈を尾側に追うと上腹部臓器が見えてきます（図8）．詳細は成書に譲りますが，肝臓，胆嚢，胆管，胃，膵臓，腎臓，脾臓，副腎について異常がないかを確認しましょう．

第2章 胸部CT～まず解剖と一緒に理解する～

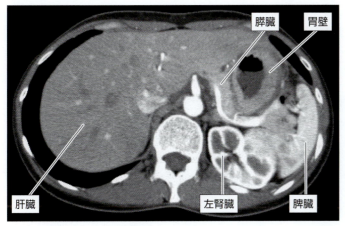
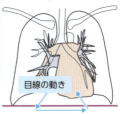

図8 ● 胸部CT：上腹部臓器

d. 大動脈

　上腹部臓器を一通り確認したら，胸部大動脈（図9 →）を頭側に追って行きます．**大動脈瘤や大動脈解離がないかを確認しましょう．大動脈の正常径は胸部で3 cm，腹部で2 cmとされています**[2]．通常，直径が正常の1.5倍（胸部4.5 cm，腹部3 cm）以上のときに大動脈瘤と定義されます[2]．大動脈を追うときは，隣接する食道（図9 ◯）との関係にも注意を払いましょう．

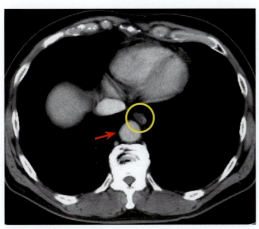
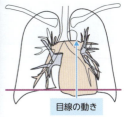

図9 ● 胸部CT：胸部大動脈

101

大動脈弓（図10 ➡）を確認したら，再び尾側に降りて行き，上行大動脈から左心室（図11 ○）までのつながりを確認します．

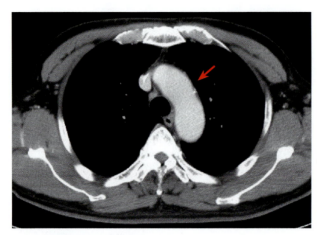
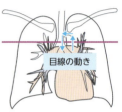

図10 ● 胸部CT：大動脈弓

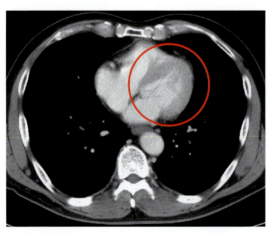
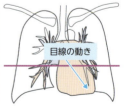

図11 ● 胸部CT：左心室

3 食道・気管

次に，食道・気管について**表3**，**図12**の手順に沿って確認しましょう．

表3 ● 食道・気管の読影

読影する臓器	確認する異常所見
食道	壁の肥厚，食道裂孔ヘルニア
気管	気管狭窄，気管偏位

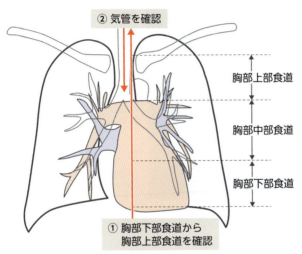

図12 ● 食道・気管の読影手順

a. 食道

　左心室を確認したら，左心室の右後方に存在する胸部下部食道（図13 ○）を確認し，食道を頭側に追って行きます．胸部中部食道（図14 ◎）は左主気管支（図14 ➡）の後方を通りますので，気管と食道の関係を見ながら，頭側に移動していきます．気管分岐部の高さを越えたところから，胸部上部食道（図15 ○）になります．

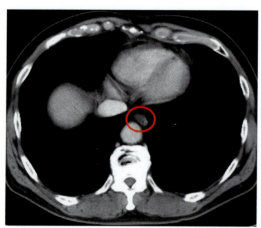
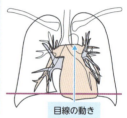

図13 ● 胸部CT：胸部下部食道

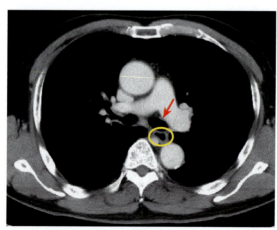
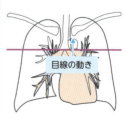

図14 ● 胸部CT：胸部中部食道

第2章 胸部CT〜まず解剖と一緒に理解する〜

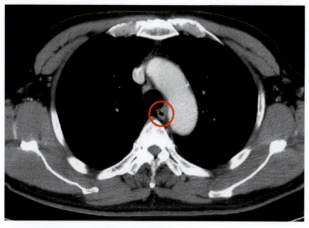
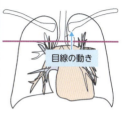

図15 ● 胸部CT：胸部上部食道

b. 気管

　食道を確認したら気管（図16○）を頭側から尾側にかけて確認します．気管の内腔に腫瘤などの軟部陰影がないかを確認します．

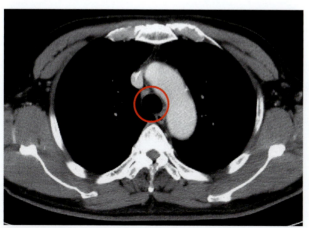
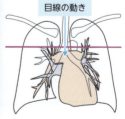

図16 ● 胸部CT：気管

4 心臓

食道・気管の読影が終わったら表4, 図17に示すように心臓の読影を行いましょう.

表4 ● 心臓の読影

読影する臓器	確認する異常所見
右心房	腔内腫瘤, 腔の拡大, 心嚢液貯留
右心室	
左心室	
左心房	

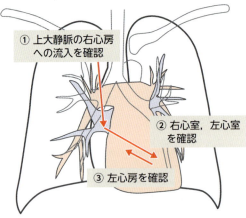

図17 ● 心臓の読影手順

a. 右心房

　気管の確認を終えたら，もう一度上大静脈を追って，右心房（図18 ➡）への流入を確認します．

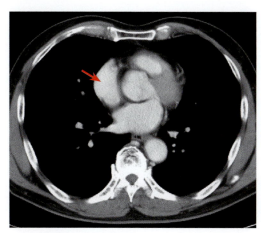
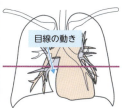

図18 ● 胸部CT：右心房

b. 右心室

　右心房から続く，右心室（図19 ➡）を同定します．**心臓のなかで，右心室が最も前方にあります**．

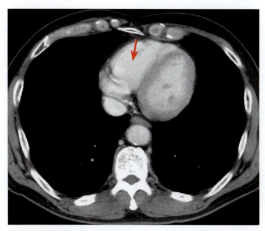
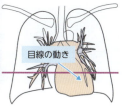

図19 ● 胸部CT：右心室

c. 左心室

　右心室の後方に左心室（図20 ➡）が存在します．両心室間には心室中隔（図20 ➡）を認めます．

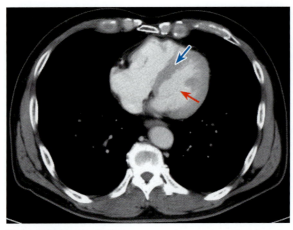
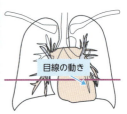

図20 ● 胸部CT：左心室

d. 左心房

　左心室の後方に左心房（図21 ➡）を認めます．

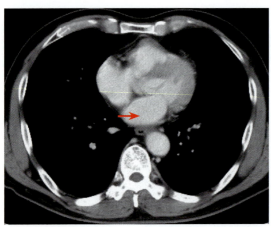
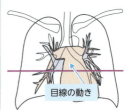

図21 ● 胸部CT：左心房

5 肺静脈・肺動脈

次に**表5**, **図22**に沿って肺静脈・肺動脈を読影しましょう．

表5 ● 肺静脈・肺動脈の読影

読影する臓器	確認する異常所見
肺静脈	腔内腫瘤
肺動脈（主肺静脈）	肺塞栓，肺動脈拡張（肺高血圧症）

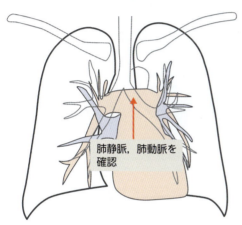

図22 ● 肺静脈・肺動脈の読影手順

a. 肺静脈

　心臓の読影において最後に確認した左心房に，肺静脈が「X」の形で流入していることを確認しましょう（図23，24）．

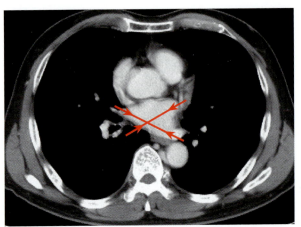
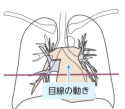

図23 ● 胸部CT：肺静脈 その1

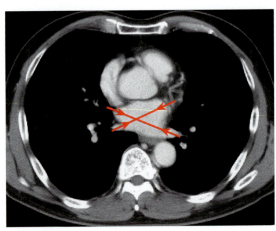
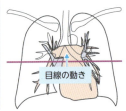

図24 ● 胸部CT：肺静脈 その2

胸部CT 〜まず解剖と一緒に理解する〜　第2章

b. 肺動脈

　さらに，頭側に移動すると，図25のように右心室から「人」の形に出る肺動脈（主肺動脈）が同定できます．内腔に血栓がないかを確認しましょう．**血栓がある場合は，血管内腔の陰影欠損を認めます．**

　また，主肺動脈（⇨）と大動脈（⇨）との直径を比較します．正常では，**主肺動脈と胸部大動脈の直径は同じです．よって，大動脈より主肺動脈の直径が太ければ，肺高血圧症が疑われます**[3]．

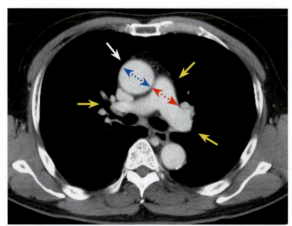
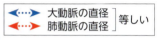
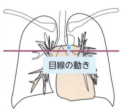

図25 ● 胸部CT：主肺動脈
⇨：「人」の形で出ている主肺動脈を確認できる
⇨：大動脈

111

6 縦隔肺門リンパ節

　縦隔条件の最後の締めくくりは，縦隔肺門リンパ節になります．今まで同定した気管・大血管・心臓を確認しておくことで，リンパ節の同定が容易になります．表6，図26に沿って読影していきましょう．

表6 ● 縦隔肺門リンパ節

読影する臓器	確認する異常所見
＃4リンパ節	リンパ節腫大
＃7リンパ節	

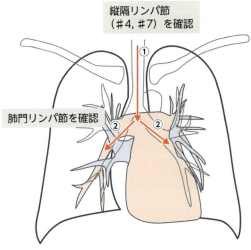

図26 ● 縦隔肺門リンパ節の読影手順

a. #4リンパ節と#7リンパ節

　初期研修医・非呼吸器専門医の先生に，覚えてほしいのは，**右下部気管傍リンパ節（#4リンパ節：「4番リンパ節」とよぶ），気管分岐下リンパ節（#7リンパ節：「7番リンパ節」とよぶ）**です．#4リンパ節（図27 →）は，気管の前方に存在します．#7リンパ節（図28 →）は気管分岐部に挟まれるように見えます．

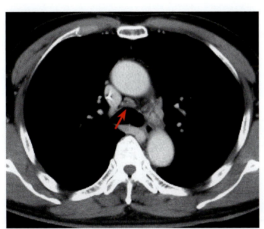
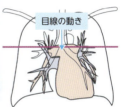

図27 ● 胸部CT：#4リンパ節

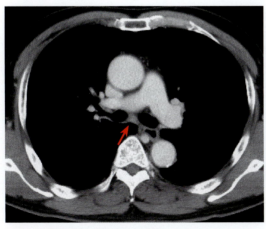
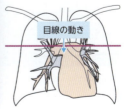

図28 ● 胸部CT：#7リンパ節

b. 肺癌の縦隔リンパ節転移

　リンパ節の腫大は，通常短径10 mm以上の場合をいいます．肺癌によるリンパ節転移の胸部CTによる診断も，短径10 mm以上のリンパ節がみられる場合とするのが一般的です[4]．

　#4リンパ節と#7リンパ節は縦隔リンパ節に該当するため，短径10 mm以上に腫大し，転移性リンパ節を疑う場合は，肺癌のTNM分類においてはN2の可能性が出てきます．肺癌のTNM分類でN2の場合は，基本的に「手術治療単独」の選択肢は消失し，「手術＋術後化学療法」や「化学放射線療法」などが選択されます．

確認問題

Q.1 肺癌で抗癌剤投与中の67歳男性．治療経過中に施行した次の胸部造影CTの異常所見を述べてください．

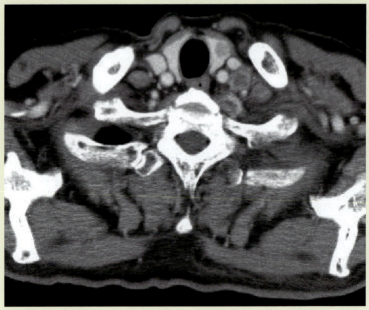

67歳男性，胸部CT

〈解説〉　左鎖骨上リンパ節の円形腫大（短径15 mm）を認め（図29 →），肺癌の左鎖骨上リンパ節転移を示す所見です．右の鎖骨上リンパ節の腫大はなく，左右差があります．

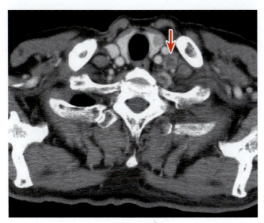

図29 ● 胸部CT：
　　　　左鎖骨上リンパ節転移

A.1 リンパ節の腫大→肺癌の左鎖骨上リンパ節転移

＊転移性リンパ節と反応性腫大

　図30に示すように，肺癌による転移性リンパ節は円形となり，図31に示すように反応性腫大（炎症性腫大）は扁平な楕円形になることが多いことを知っておきましょう．

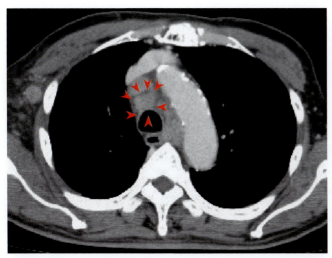

図30 ● 胸部CT：
　　　　転移性リンパ節

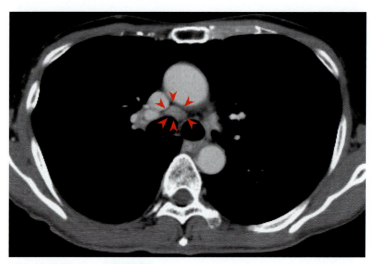

図31 ● 胸部CT：反応性腫大

> **Q.2** 67歳男性．肺癌で化学療法中に，顔面の浮腫を認め外来受診．胸部CTにおける上大静脈に関する異常所見を述べてください．
>
>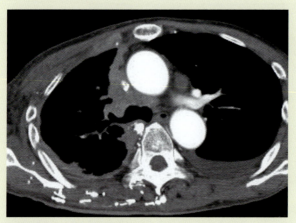
>
> 67歳男性，胸部CT

〈解説〉 上大静脈（SVC）が腫瘍性病変に囲まれて，狭窄しています（図32 →）．顔面の浮腫もきたしているので，肺癌に伴う上大静脈症候群と考えられます．

本症例は緊急入院となり，受診翌日より緩和的放射線治療が開始されました．

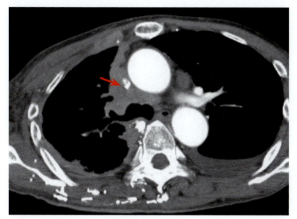

図32 ● 胸部CT：上大静脈症候群

A.2 腫瘍性病変によるSVCの狭窄→肺癌によるSVC症候群

Q.3 85歳男性．誤嚥性肺炎をくり返していました．胸部CTにおける食道の異常所見を述べてください．

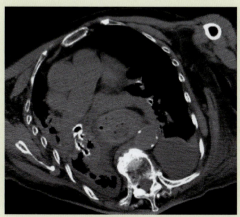

85歳男性，胸部CT

〈解説〉 食道の拡張を認め（図33▶），食道裂孔ヘルニアと考えられます．誤嚥性肺炎をくり返す高齢者のなかに，食道裂孔ヘルニアを認め，胃食道逆流を起こしていることがあります．

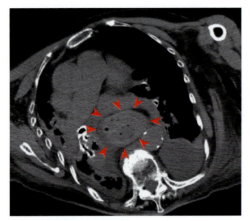

図33● 胸部CT：食道裂孔ヘルニア

A.3 食道の拡張→食道裂孔ヘルニア

Q.4 肺腺癌で化学療法中の74歳男性．3日前より体動時の呼吸困難が出現し救急外来を受診．胸部CTにおける心臓の異常を述べてください．

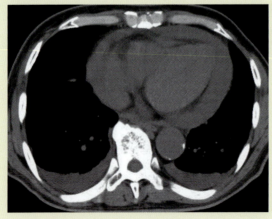

74歳男性，胸部CT

第2章 胸部CT〜まず解剖と一緒に理解する〜

〈解説〉　心嚢液の貯留（図34→）を認め，肺癌に伴う癌性心膜炎による心タンポナーデが疑われました．

本症例は循環器内科医にて心嚢ドレナージを行い，心嚢液からは腺癌を疑う異型細胞が検出されました．

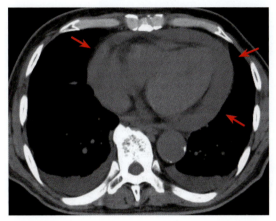

図34 ● 胸部CT：
　　　　心タンポナーデ

A.4 心嚢液の貯留→癌性心膜炎による心タンポナーデ

Q.5 肺癌で入院となった73歳男性．造影CTにおける心臓の異常を述べてください．

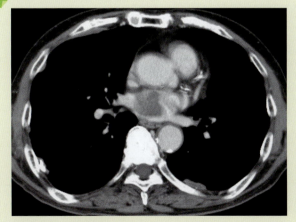

73歳男性，胸部CT

119

〈解説〉 左心房内に造影欠損を認め（図35➡），経食道心エコーで左心房粘液腫が疑われました．無症状であったため，肺癌の治療を優先し，経過観察の方針となりました．

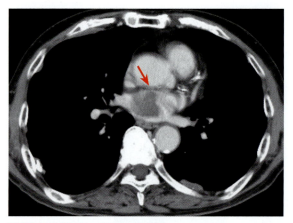

図35 ● 胸部CT：左心房粘液腫

A.5 左心房内腫瘤→左心房粘液腫

Q.6 65歳男性．肺癌で化学療法中に呼吸困難で受診．胸部CTにおける肺動脈の異常を述べてください．

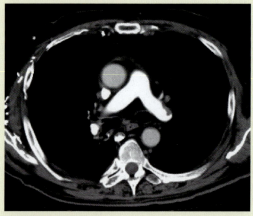

65歳男性，胸部CT

〈解説〉 肺動脈の内腔に陰影欠損（図36 →）があり，肺血栓塞栓症と考えられます．本症例は入院後，抗凝固療法を開始しました．

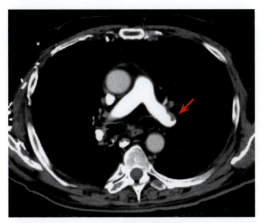

図36 ● 胸部CT：肺血栓塞栓症

A.6 肺動脈内腔に陰影欠損→肺血栓塞栓症

Q.7 65歳男性．肺癌が疑われ造影CTを行いました．リンパ節に関する異常所見を述べてください．

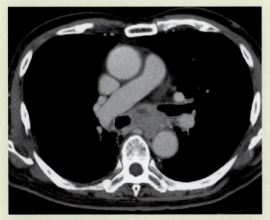

65歳男性，胸部CT

〈解説〉　＃7リンパ節が10 mm以上に腫大しています（図37 ➡）．肺癌の縦隔リンパ節転移が疑われます．PET-CTにおいても，SUV（standard uptake value）値が8.5と高値でした．

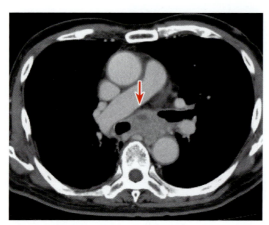

図37 ● 胸部CT：＃7リンパ節転移

A.7　リンパ節腫大→肺癌の縦隔リンパ節転移（＃7）

　以上が，縦隔条件の読影になります．意外と読むべきところが多いと感じられたと思います．**肺野条件ばかりにとらわれず，縦隔条件もしっかり確認するのが大切です．**肺野条件の異常は目立ちやすいため，筆者は，まず縦隔条件から見ていくようにしています．

〈文献〉
1）Hoang JK, et al：Managing incidental thyroid nodules detected on imaging：white paper of the ACR Incidental Thyroid Findings Committee. J Am Coll Radiol, 12：143-150, 2015
2）Ogino H, et al：JCS/JSCVS/JATS/JSVS 2020 Guideline on Diagnosis and Treatment of Aortic Aneurysm and Aortic Dissection. Circ J, 87：1410-1621, 2023
3）Wells JM, et al：Pulmonary arterial enlargement and acute exacerbations of COPD. N Engl J Med, 367：913-921, 2012
4）「胸部のCT第4版」（村田喜代史，他/編），メディカル・サイエンス・インターナショナル，2018

胸部CT ～まず解剖と一緒に理解する～ 第2章

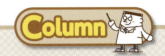

❹ 初心者のうちは
読影記録の雛形をつくっておく

　胸部CTの読影については，初心者のうちは，自分の読影記録の雛形をつくっておくのがよいと思います．

　例えば，筆者は，呼吸器内科医になって，胸部CTの読影をはじめたときに，放射線科医の読影レポートを参考にして，後述のような雛形を使って診療録に読影記録をつけていました．自分の雛形をつくって書くことが分析となり，読影力も向上すると思います．また，見逃しも減ると思います．

雛形

胸部単純CT：撮影年月日
- 比較読影に用いた以前のCTの撮影年月日
- 肺野（肺野の異常を述べる）
- 気管支（気管支壁肥厚や気管支拡張の有無を述べる）
- 肺門縦隔（肺門縦隔リンパ節などを述べる）
- 胸水の有無（胸水の有無について述べる）
- 心大血管（心臓や大動脈など大血管について述べる）
- 上腹部臓器（胸部CTで観察範囲内の上腹部臓器について述べる）

診断：（最終診断・鑑別診断を記載）

具体例：安定期COPDの症例

胸部単純CT：2024年3月2日
- 2022年3月5日の胸部CTと比較
- 肺野には上葉優位に気腫性変化を認める（前回と変化なし）
- 全体的に気管支壁肥厚も存在する（前回と変化なし）
- 肺門縦隔リンパ節腫大は認めない
- 胸水なし
- 冠動脈に石灰化あり
- 観察範囲内の腹部臓器（肝臓・胆嚢・膵臓・脾臓・消化管）に特記すべき異常は認めない

診断：慢性閉塞性肺疾患（COPD）疑い

第2章 胸部CT〜まず解剖と一緒に理解する〜

2 肺野条件
〜気管・気管支・肺野・胸膜を確認〜

はじめに

縦隔条件の次は肺野条件の読影に入っていきます．決まった順番はありませんが，肺野条件については，筆者は表に示すように「気管，気管支，肺野，胸膜」に異常がないかを図1の順で見るようにしています．

表 ● 肺野条件の読影

読影する部位	確認する異常所見
① 気管・主気管支	隆起性病変，偏位，狭窄
② 気管支	気管支拡張，気管支壁肥厚
③ 肺野	詳細は第3章を参照
④ 胸膜	胸膜肥厚，胸水

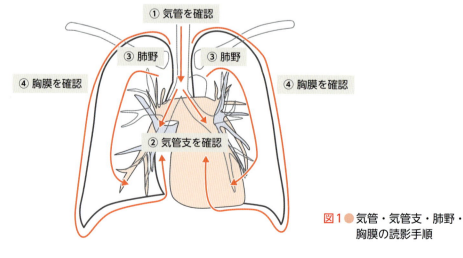

図1 ● 気管・気管支・肺野・胸膜の読影手順

1 気管・主気管支

　縦隔条件でも気管は確認しましたが，内腔に貯留する痰や肺出血時の凝血塊は肺野条件の方が見えやすいため，再度確認します．気管を確認した後に，左右主気管支も見て，内腔に腫瘤や狭窄がないかを確認します（図2, 3）．

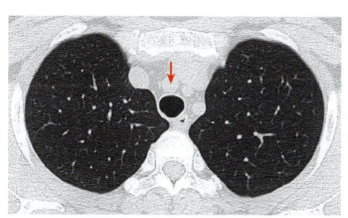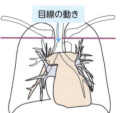

図2● 胸部CT：気管（正常像）
隆起性病変や偏位もなく正常である（→）

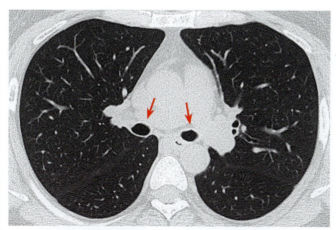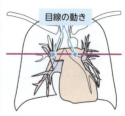

図3● 胸部CT：左右主気管支（正常像）
隆起性病変や圧排による狭窄などはなく正常である（→）

2 気管支

● **正常気管支**

正常気管支の特徴について解説します．図4の右側の模式図のように，気管支は肺動脈と並走しています．通常，気管支と並走する肺動脈の外径は同じです．正常な気管支壁厚は，外径の約5分の1です[1]．

● **気管支拡張**

図5に示すように隣接する肺動脈より気管支が太ければ，気管支拡張と判断します[2]．

● **肺動脈拡張（肺高血圧症）**

図6に示すように隣接する気管支より肺動脈が太ければ，肺動脈拡張があり，肺高血圧症を疑います．

● **気管支壁肥厚**

正常な気管支壁厚は，外径の約5分の1と述べました[1]．つまり，気管支壁厚が，外径の5分の1以上であれば気管支壁肥厚が疑われます．

図7にマイコプラズマ肺炎による気管支壁肥厚を示します．○で囲った気管支の気管支壁厚は外径の5分の1以上になっていることがわかります（図7）．

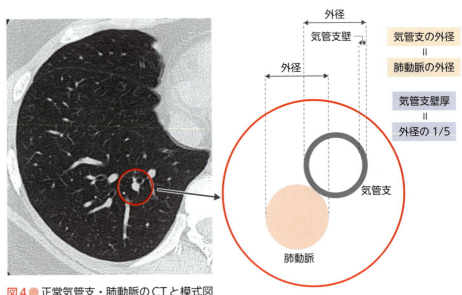

図4 ● 正常気管支・肺動脈のCTと模式図

第2章 胸部CT～まず解剖と一緒に理解する～

図8に慢性閉塞性肺疾患（chronic obstructive pulmonary disease：COPD）による気管支壁肥厚を示します．図8Aは正常気管支で，図8BがCOPDの気管支壁肥厚です．

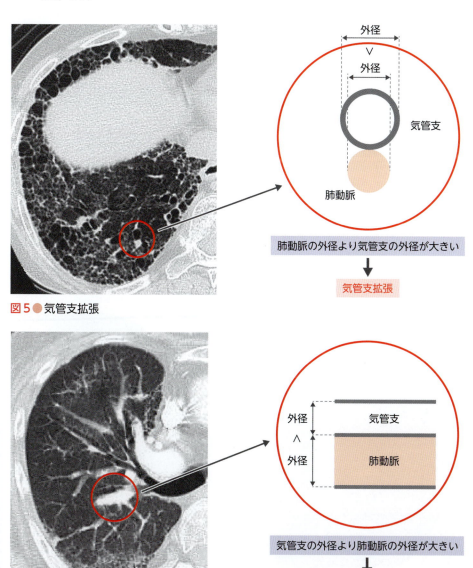

図5 ● 気管支拡張

図6 ● 肺動脈拡張（肺高血圧症）

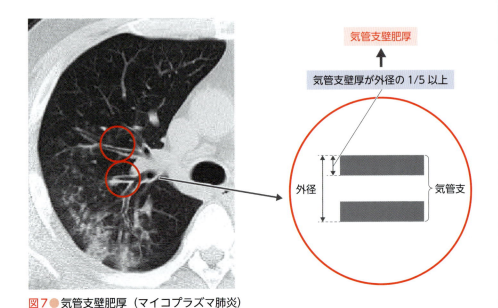

図7 ● 気管支壁肥厚（マイコプラズマ肺炎）

図8 ● 気管支壁肥厚（COPD）

128　胸部X線・CTの読み方 やさしくやさしく教えます！改訂版

第2章 胸部CT〜まず解剖と一緒に理解する〜

3 肺野

　次に肺野を見ていきます．ここでは気管支を追うことで判断できる肺の区域解剖を理解しましょう．

　まず肺区域の解剖を図9〜11で示します．右肺は上葉，中葉，下葉に分かれ，左肺は上葉，下葉に分かれます．各肺葉は区域（S^1〜S^{10}）に分かれ，さらに亜区域（S^1aなど）に分かれていきます．**初期研修医や非専門医の方は，区域（S）まで理解しておけば御の字だと思います**．呼吸器内科をローテートする場合は，気管支鏡検査の内腔所見と合わせて亜区域（S^1aなど）まで理解しましょう．以降，右上葉，右中葉，右下葉，左上葉，左下葉の順に気管支の追い方を説明します．

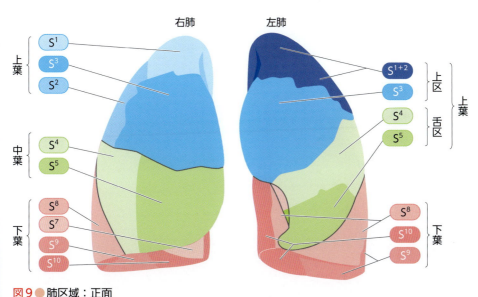

図9● 肺区域：正面
（文献3より引用）

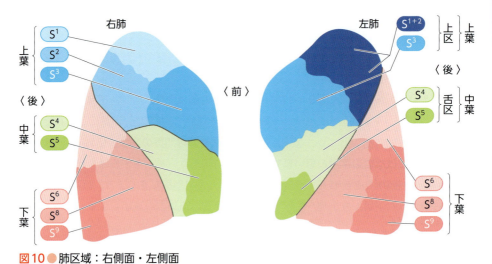

図10 ● 肺区域：右側面・左側面
（文献3, 4を参考に作成）

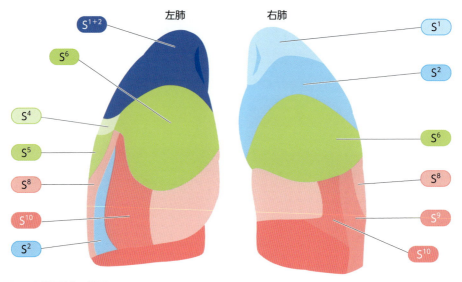

図11 ● 肺区域：背面
（文献3, 4を参考に作成）

a. 右上葉（S^1，S^2，S^3）

　右主気管支から右上葉気管支を追います．右上葉気管支が，B^1，B^2，B^{3}の3つの枝に分岐して，それぞれが肺区域のS^1（肺尖区），S^2（後上葉区），S^3（前上葉区）の区域気管支となります（図12）．原則として区域気管支の番号と肺区域の番号は一致して，肺区域の中央を気管支が走行します．

　右上葉気管支からB^{1}の気管支が上方に走行します．そして，右上葉気管支から後方にB^{2}が走り，前方にB^{3}が分岐します．

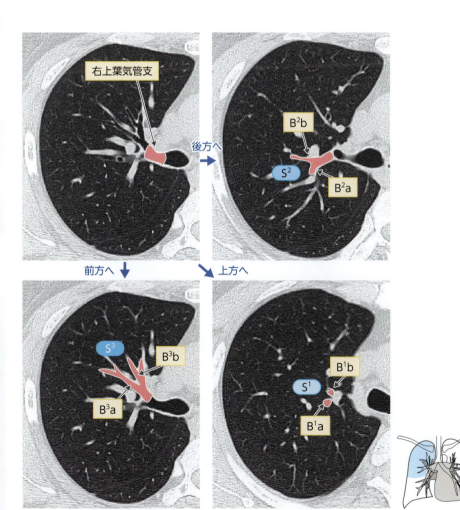

図12 右上葉気管支と肺区域（S^1，S^2，S^3）

b. 右中葉（S^4，S^5）

　　右中間気管支幹から前方に右中葉気管支を追跡します．右中葉気管支は，B^4とB^5に分岐し，それぞれS^4（外側中葉区）とS^5（内側中葉区）の区域気管支となります（図13）．右中葉気管支から，外側にB^4が走行し，前方にB^5が分岐します．

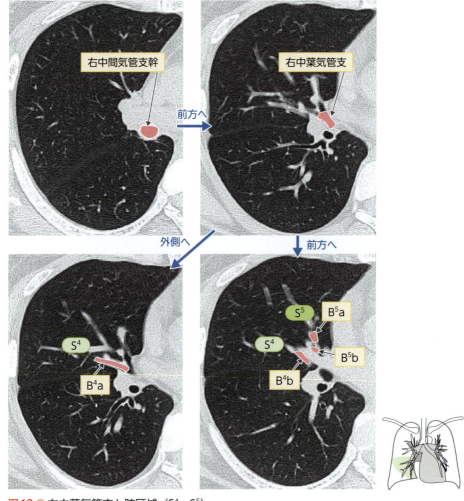

図13 右中葉気管支と肺区域（S^4，S^5）

c. 右下葉（S^6〜S^{10}）

● 右上下葉区 S^6

右下葉気管支からB^{6}が後方に分岐します（図14）．B^{6}はS^6（上下葉区）の区域気管支です．

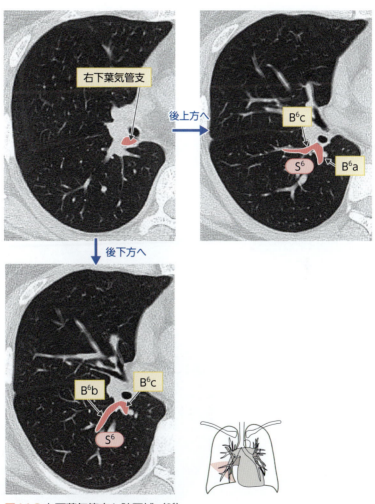

図14 ● 右下葉気管支と肺区域（S^6）

● 右底区（S^7, S^8, S^9, S^{10}）

　　右下葉気管支がB^6を分岐した後，右底幹気管支が走行し，B^7，B^8，B^9，B^{10}に分岐して，それぞれがS^7（内側肺底区），S^8（前肺底区），S^9（外側肺底区），S^{10}（後肺底区）の区域気管支となります（図15）．右底幹気管支から前方にB^7が走行します．B^8は外側に，B^{9+10}が後方に分岐します．B^{9+10}から，B^9が外側に走行し，B^{10}は後方に向かいます．

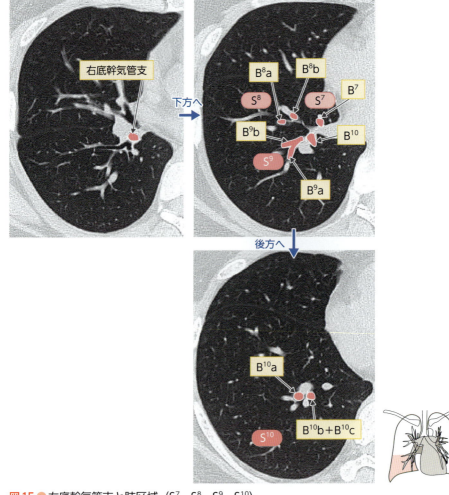

図15 ● 右底幹気管支と肺区域（S^7, S^8, S^9, S^{10}）

d. 左上区 （S^{1+2}, S^3）

　左主気管支は，左上葉気管支（図16）と左下葉気管支（図18参照）に分岐します．そして，左上葉気管支は上区気管支と舌区気管支（図17）に分かれます．上区気管支は，上後方のB^{1+2}と前方のB^3に分かれます．B^{1+2}とB^3は，それぞれS^{1+2}（肺尖後区）とS^3（前上葉区）の区域気管支です．

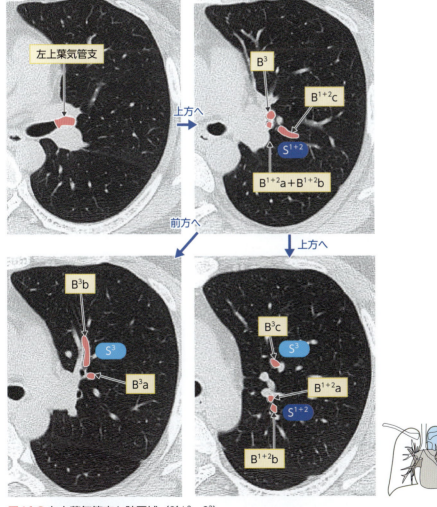

図16 ● 左上葉気管支と肺区域（S^{1+2}, S^3）

e. 左舌区（S^4, S^5）

　舌区気管支は，前方のB^4と下外側のB^5に分岐し，それぞれがS^4（上舌区）とS^5（下舌区）の区域気管支となります（図17）.

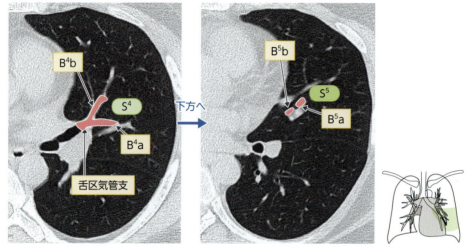

図17 ● 左舌区気管支と肺区域（S^4, S^5）

f. 左下葉（S^6）

左下葉気管支は後方のB^6に分岐します．B^6はS^6（上下葉区）の区域気管支です（図18）．

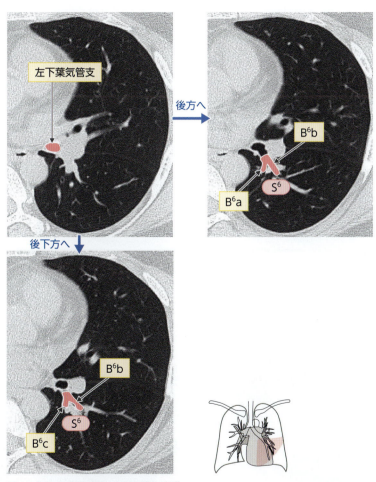

図18 左下葉気管支と肺区域（S^6）

g. 左底区（S^8, S^9, S^{10}）

　左底区気管支は，外側にB^8を，後方へB^{9+10}を分岐します（図19）．B^{9+10}は，外側のB^9と内側のB^{10}に分岐します．B^8，B^9，B^{10}は，それぞれS^8（前肺底区），S^9（外側肺底区），S^{10}（後肺底区）の区域気管支です．

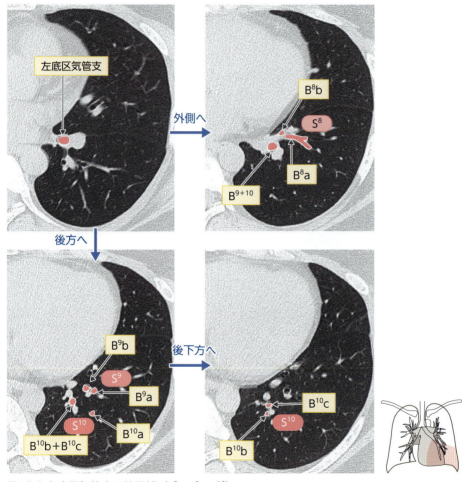

図19 ● 左底区気管支と肺区域（S^8, S^9, S^{10}）

第2章 胸部CT ～まず解剖と一緒に理解する～

4 胸膜

最後に，両側の胸膜（葉間胸膜を含む）を頭側から尾側にかけて，左右を比較しながら確認しましょう（図20 ―）．胸膜の肥厚，胸膜腫瘤，胸水・葉間胸水がないかを見ます．詳細は第3章で述べます．

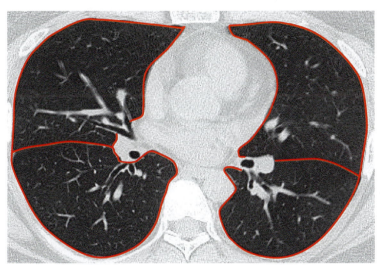
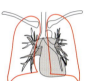

図20 ● 胸膜の読影

〈文献〉

1）Awadh N, et al：Airway wall thickness in patients with near fatal asthma and control groups：assessment with high resolution computed tomographic scanning. Thorax, 53：248-253, 1998
2）Aliberti S, et al：Criteria and definitions for the radiological and clinical diagnosis of bronchiectasis in adults for use in clinical trials：international consensus recommendations. Lancet Respir Med, 10：298-306, 2022
3）「画像診断に絶対強くなるワンポイントレッスン」（扇 和之/編，堀田昌利，土井下 怜/著），羊土社，2012
4）「DVD 3D画像を動かして学ぶ胸部の解剖とX線写真の読影 第2版」（桑原正喜，山岡利成/著），金芳堂，2009
5）「胸部 画像診断の勘ドコロNEO」（髙橋雅士/編），メジカルビュー社，2023
6）「胸部のCT 第4版」（村田喜代史，他/編），メディカル・サイエンス・インターナショナル，2018
7）「レジデントのためのやさしイイ胸部画像教室＜第2版＞」（長尾大志/著），日本医事新報社，2018

第2章 胸部CT〜まず解剖と一緒に理解する〜

3 胸部CTにおける表現の基本
〜所見を正しい用語で表現しよう〜

本稿では胸部CTの陰影を表現する代表的な用語について解説します．用語の定義を知っておくと，胸部CT所見を適切に表現することができ，読影力を高めることができます．

1 粒状影，結節影，腫瘤影

肺癌などの腫瘍性疾患でよく見られる丸い陰影は，直径の大きさにより粒状影，結節影，腫瘤影に分類されます．定義を表に示します．

表 ● 粒状影，結節影，腫瘤影の定義

丸い陰影の種類	直径
粒状影	5 mm以下
結節影	5 mm〜3 cm
腫瘤影	3 cm以上

a. 粒状影

図1はインフルエンザ菌による細菌性肺炎ですが，直径は2〜3 mmであり，粒状影を呈しています．

b. 結節影

図2は肺癌ですが，左上葉に18 mmの結節影があります．

c. 腫瘤影

図3も肺癌ですが，50 mmの腫瘤影を呈しています．

140 胸部X線・CTの読み方 やさしくやさしく教えます！改訂版

胸部CT 〜まず解剖と一緒に理解する〜 第2章

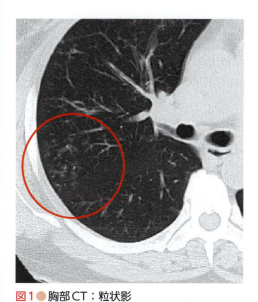

図1● 胸部CT：粒状影
インフルエンザ菌による細菌性肺炎．直径2〜3 mmの陰影を認める（〇）

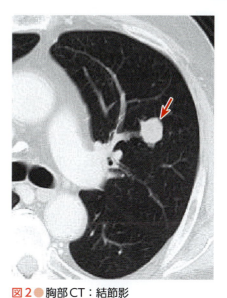

図2● 胸部CT：結節影
肺癌．直径18 mmの陰影を認める（➡）

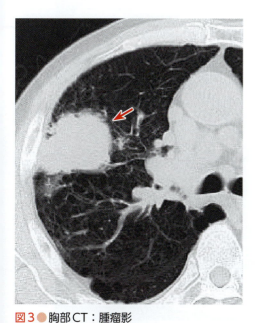

図3● 胸部CT：腫瘤影
肺癌．直径50 mmの陰影を認める（➡）

コンソリデーション（≒浸潤影）

　コンソリデーション（consolidation ≒浸潤影）は，**内部の肺血管が認識できない均一な濃い（白い）陰影**をいいます（図4）．白い陰影の中に，空気を含んだ気管支による黒い陰影（＝ air bronchogram）を伴います．

　「浸潤影」と「コンソリデーション」は，臨床の現場では，同じ意味で使われることも多いのですが，厳密には違います．「浸潤影」の「浸潤」は病理学的に液体や細胞成分が肺組織に「浸潤」（infiltrate）した状態に由来します．よって，コンソリデーションよりやや広義の意味で使われ，胸部X線上の濃い陰影を「浸潤影」と表現したり，胸部CTで内部の血管陰影が部分的に認識できたとしても比較的濃い陰影なら「浸潤影」という場合もあります．以上から，「内部の血管陰影が認識できないほどの濃い陰影であること」を強調したい場合はコンソリデーションを原則的に用います．

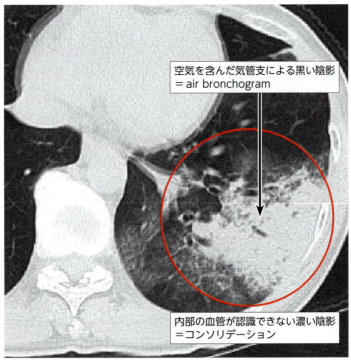

図4 ● コンソリデーション（浸潤影）

3 スリガラス影

　スリガラス影とは，**内部の肺血管が認識可能な，比較的均一な淡い陰影**です（図5，6）．英語ではground glass opacity（GGO）であるため，呼吸器内科医や放射線科医は「GGO（ジージーオー）」と略語でよぶことが多いです．また，スリガラス影を呈する結節影を，スリガラス状結節（ground glass nodule：GGN）とよびます（図7）．GGNは，高分化型の原発性肺腺癌であることが多いです．

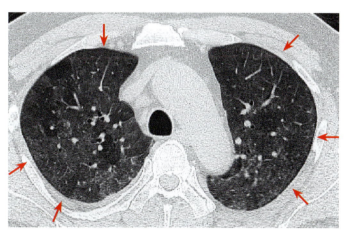

図5 ● スリガラス影（GGO）1

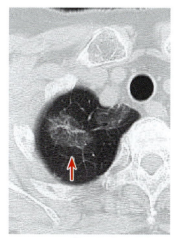

図6 ● スリガラス影（GGO）2

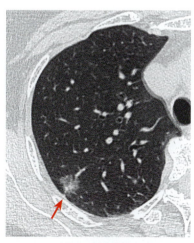

図7 ● スリガラス状結節（GGN）

第2章 胸部CT～まず解剖と一緒に理解する～

4 HRCTにおける小葉構造と病変の関係
～小葉における病変分布4パターンを覚えよう～

　CTで認識できる肺の最小単位として「小葉」があります．小葉は直径1～2.5 cmの多面体で形成されます．小葉と病変の関係は，表に示した4つのパターンに分類され，病変の形成機序から鑑別診断を絞ることが可能です．

表 ● 小葉における病変分布から考えられる鑑別診断

分布	機序	鑑別診断
小葉中心性 (centrilobular)	経気道	気管支肺炎，肺抗酸菌感染症，過敏性肺炎など
汎小葉性 (panlobular)	肺胞領域	ウイルス性肺炎，ニューモシスチス肺炎，心原性肺水腫，好酸球性肺炎など
リンパ路性 (perilymphatic)	リンパ路	サルコイドーシス，癌性リンパ管症
ランダム (random)	血行性	粟粒結核，癌の血行性転移

1 High-resolution CT（HRCT）

　High-resolution CT（HRCT）とは，2 mm以下のスライス厚で行う高分解能のCTのことです．次に示す通常の5 mmスライスCT（図1）と，1 mmスライスHRCT（図2）を比べてみてください．HRCTの方が，「くっきりとした」画像になって，肺野の血管や気管支が同定しやすくなっています．HRCTを撮影することで，小葉構造と病変の関係を明確に判断することができます．

胸部CT〜まず解剖と一緒に理解する〜　第2章

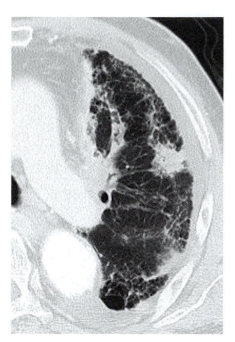

図1●通常CT（5 mmスライス）

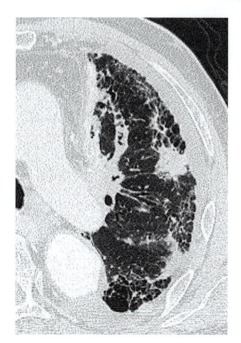

図2●HRCT（1 mmスライス）

2 小葉とは？

a. 小葉のマクロイメージ

　小葉とは，結合組織隔壁で囲まれる肺構造で最も小さい単位のことをいいます．小葉は，直径約1〜2.5 cmの多面体で形成されます．冠状断のCTと合わせて，分かりやすく図示すると図3の赤色の線（━）で囲まれたものになります．

　小葉を包む膜（図3━）を小葉間隔壁といいます．通常，健常者のCTでは小葉間隔壁は見えません．しかし，**病的状態になり，小葉間隔壁が肥厚してくると，HRCTで小葉間隔壁の同定ができるようになります．**

　図4は，同一患者の正常時の胸部CTと，ニューモシスチス肺炎発症時の胸部CTを対比したものです．ニューモシスチス肺炎発症時に，**普段は見えなかった小葉間隔壁**（図4━）が同定できます．

145

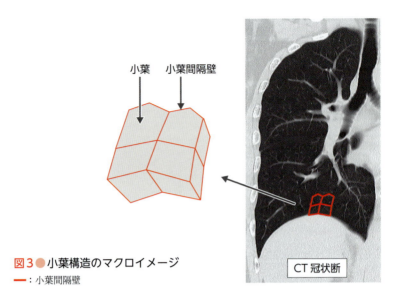

図3 ● 小葉構造のマクロイメージ
　　— : 小葉間隔壁

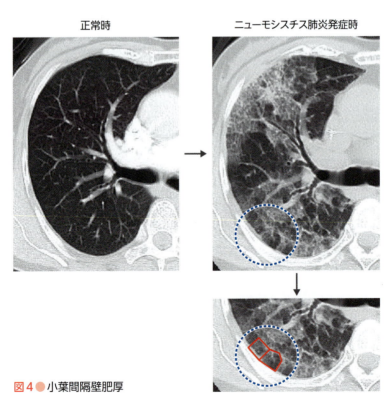

図4 ● 小葉間隔壁肥厚

b. 小葉構造の模式図

次に小葉構造の模式図（ミクロイメージ）を示します．図5のように小葉の中心には気管支が（並走する動脈も）存在し，小葉の辺縁には肺静脈が存在します．気管支と肺動脈の束を，気管支血管束とよびます．

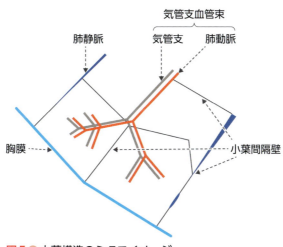

図5 ● 小葉構造のミクロイメージ

3 小葉における病変分布4パターンを覚えよう

小葉における病変分布については，冒頭の表（p144）に示した4つのパターンがあります．これらを覚えれば，病変の形成機序から鑑別診断を絞ることができます．それぞれ詳しくみていきましょう．

a. 小葉中心性分布 (centrilobular)

　小葉中心性分布（図6）は，小葉の中心に病変が存在するパターンで，経気道性の病変を示唆します．気管支肺炎，肺抗酸菌感染症，過敏性肺炎（図7）などが鑑別にあがります．

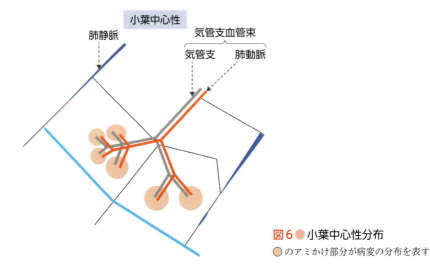

図6 ● 小葉中心性分布
●のアミかけ部分が病変の分布を表す

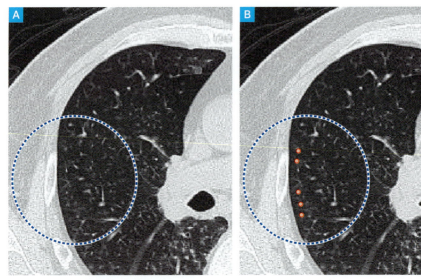

図7 ● 小葉中心性分布：過敏性肺炎
Bの●に示すように小葉中心性の淡い粒状影を認める

b. 汎小葉性分布（panlobular）

汎小葉性分布（図8）は，小葉全体に病変が広がるパターンで肺胞領域の病変を意味します．小葉間隔壁の肥厚を伴うことが多いです．**ウイルス性肺炎，ニューモシスチス肺炎**（図9），**心原性肺水腫，好酸球性肺炎，間質性肺炎急性増悪**など，さまざまな疾患が鑑別にあがります．

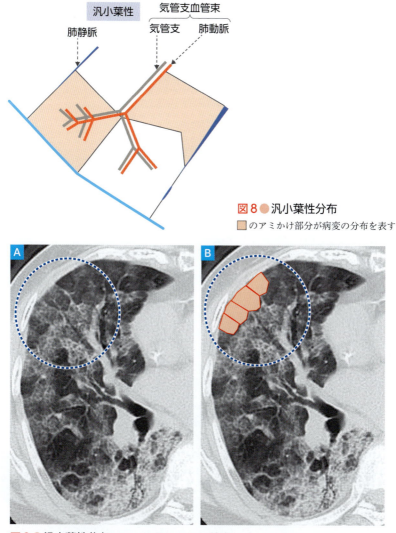

図8 ● 汎小葉性分布
■ のアミかけ部分が病変の分布を表す

図9 ● 汎小葉性分布：ニューモシスチス肺炎
Bの ■ で示すようにびまん性に広がる，汎小葉性のスリガラス影を認める

c. リンパ路性分布（perilymphatic）

　リンパ路性分布（図10）は，リンパ液が流れている気管支血管束，小葉間隔壁，胸膜に病変が存在するパターンです．リンパ路が侵されているため，**サルコイドーシス，癌性リンパ管症（図11），悪性リンパ腫**が代表的疾患です．

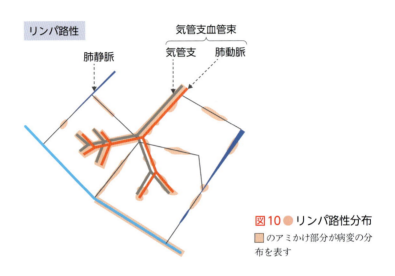

図10 ● リンパ路性分布
■のアミかけ部分が病変の分布を表す

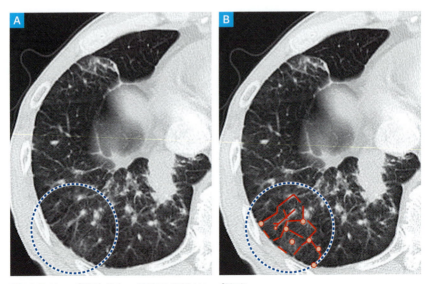

図11 ● リンパ路性分布：肺癌の癌性リンパ管症
Bに示した○─のように小葉間隔壁の不規則な肥厚と粒状影を認める

d. ランダム分布（random）

ランダム分布は，病変が小葉構造と無関係のランダムな分布（図12）を示すものです．ランダムパターンの病変を見たら，**血行性に形成された病変**を考えます．粟粒結核（図13）や癌の血行性転移が鑑別診断にあがります．

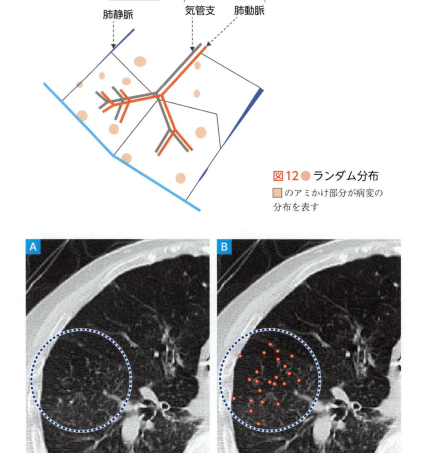

図12 ● ランダム分布
■ のアミかけ部分が病変の分布を表す

図13 ● ランダム分布：粟粒結核
Bに示した ● のように，小葉構造と無関係のランダムな分布を示す粒状影を認める

〈文献〉

1）「Webb, Muller and Naidich's High Resolution of Lung CT, 6th ed.」（Desai S, et al, eds），Wolters Kluwer, 2020

2）「胸部のCT第4版」（村田喜代史，他/編），メディカル・サイエンス・インターナショナル，2018

第2章 胸部CT～まず解剖と一緒に理解する～

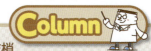

❺ 胸部CTにおける病変分布の表現：中枢と末梢

胸部CTの病変分布を表現する方法について補足します．

胸部CTでは病変の分布を表現する際に，図1のように中央に位置する心臓に近い場所を「中枢」と表現し，外側の胸膜に近い部分を「末梢」と表現します．そして，病変の分布によって「中枢側優位のスリガラス影」とか「末梢側優位のスリガラス影」などと使い分けます．

中枢側優位と同じ意味合いをもつ表現として，「肺門優位」という表現もあります．特に胸膜に近い部分に病変があるときは，「胸膜直下」という表現があります（図2）．また，肺の上葉に病変が多いときは「上葉優位」と表現し，下葉に病変が多い場合は「下葉優位」と表現します．

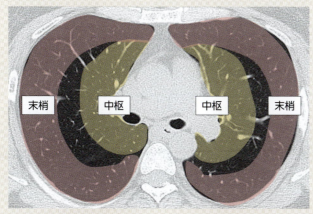

図1 ● 中枢と末梢

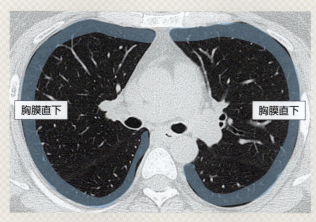

図2 ● 胸膜直下

第2章 胸部CT～まず解剖と一緒に理解する～

5 区域性分布と非区域性分布
~陰影の分布で鑑別を考えよう~

　肺炎を疑うような，比較的限局した陰影を評価する場合に，**区域性分布**と**非区域性分布**という分類があります[1]．はじめて聞く言葉かもしれませんが，ぜひ理解しておきましょう．区域性か非区域性か見分けることで鑑別診断を絞ることができます．

1 区域性分布

　第2章-2で肺の区域について説明しましたが，肺の区域は，右肺（3肺葉）で10個，左肺（2肺葉）で8個が，それぞれ肺門から広がる扇型に見立てられます（図1，2）．区域性分布とは，図1のように，肺門付近から，ある区域に陰影が限局して分布するものをいいます[1]．区域の数は複数の場合もあり，図2も区域性分布といえます．つまり，中枢から末梢にかけて気道に沿って病変が広がるような陰影

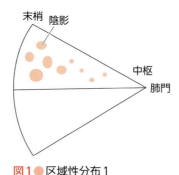

図1 ● 区域性分布1
1つの区域に限局して陰影が肺門付近から分布

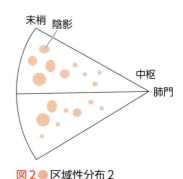

図2 ● 区域性分布2
複数の区域それぞれに限局して陰影が肺門付近から分布

のイメージです．感染性病態として，インフルエンザ菌肺炎やマイコプラズマ肺炎（図3），肺抗酸菌感染症が鑑別診断にあがります（表1）．

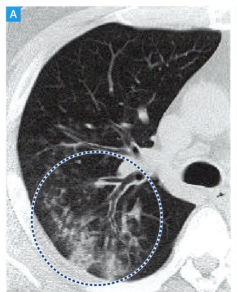 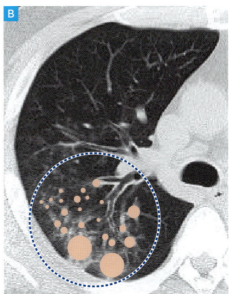

図3● 区域性分布：マイコプラズマ肺炎
B ●：中枢から末梢にかけて気道（気管支）に沿った陰影を認める

表1● 区域性分布の陰影を認めた場合の鑑別診断

感染性病態	●マイコプラズマ肺炎 ●インフルエンザ菌肺炎 ●肺抗酸菌感染症（結核，非結核性抗酸菌症）

2 非区域性分布

　　非区域性分布とは，**図4**のように**区域を越えて横に広がる分布**をいいます[1]．非区域性分布を示す感染性病態としては，肺炎球菌性肺炎，クレブシエラ肺炎，レジオネラ肺炎，クラミドフィラ肺炎です[2]．これらの起炎菌は，細胞成分に乏しい多量の浸出液を産生し，浸出液がKohn孔（側副路）を介して周囲に広がるため，非区域性分布をとるとされます（**図5**）．また，非感染性病態として，慢性好酸球性肺炎と特発性器質化肺炎も鑑別にあがりますので，覚えておきましょう（**表2**）．

　　それでは，次の**図6A**のような分布は，区域性分布と非区域性分布のどちらと考えればよいのでしょうか？

　　陰影が区域に限局していますが病態としては，中枢から末梢へ気道に沿うというよりも，横に進展する病態がイメージされます．よって，**非区域性分布**と捉える呼吸器内科医が多いと思います．また，このような病変はさらに進展すると（**図6B**），区域をまたいでいく可能性も高いと考えられます．

　　非区域性分布を呈する非感染性病態の症例として，**慢性好酸球性肺炎**を**図7**に示します．

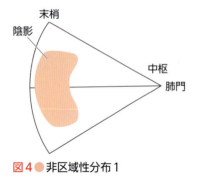

図4 ● 非区域性分布1

表2 ● 非区域性分布の鑑別診断

感染性病態	●肺炎球菌性肺炎 ●レジオネラ肺炎 ●クレブシエラ肺炎 ●クラミドフィラ肺炎
非感染性病態	●特発性器質化肺炎 ●慢性好酸球性肺炎

胸部CT～まず解剖と一緒に理解する～ 第2章

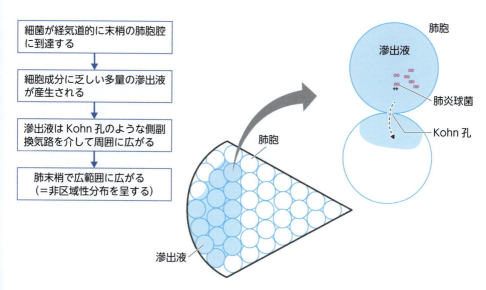

図5 ● 肺炎球菌性肺炎が非区域性分布を呈する機序

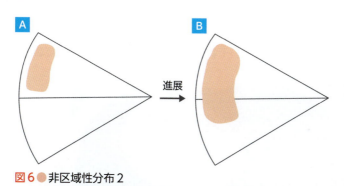

図6 ● 非区域性分布2
A：区域に限局しているが，病変は横に広がる分布を示す．
B：病変が横に進展し複数区域にまたがる

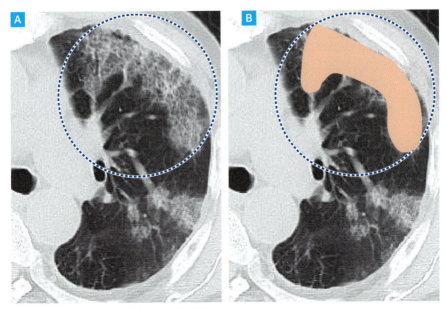

図7 非区域性分布：慢性好酸球性肺炎
B ◯：肺末梢に区域を越えて横に広がる陰影を認める

確認問題

Q.1 66歳男性．来院当日の朝より呼吸困難が出現し救急外来を受診．胸部CTの異常陰影は区域性分布か，それとも非区域性分布か述べてください．

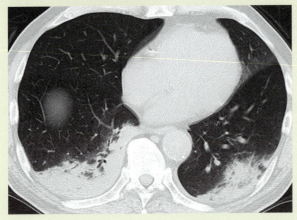

66歳男性，胸部CT

胸部CT 〜まず解剖と一緒に理解する〜　第2章

〈解説〉 区域を越えて横に広がる陰影（図8●）で，非区域性分布と考えます．本症例は，尿中レジオネラ抗原陽性で，レジオネラ肺炎の診断となりました．

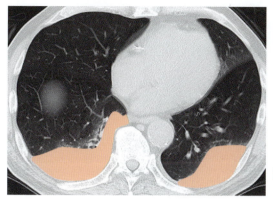

図8● 胸部CT：非区域性分布
　　　（レジオネラ肺炎）

A.1 非区域性分布（レジオネラ肺炎）

Q.2 27歳男性．1カ月前より発熱が出現，3日前に血痰が出現．胸部CTにおける異常陰影は区域性分布か，それとも非区域性分布か述べてください．

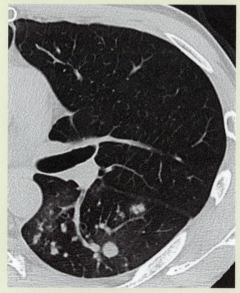

27歳男性，胸部CT

〈解説〉　中枢から末梢にかけて気道に沿って病変が広がるような分布（図9●）で，区域性分布と判断します．本症例は，最終的に肺結核の診断となりました．

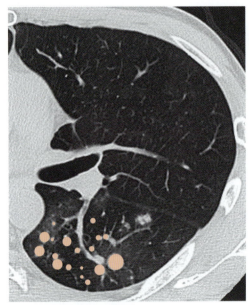

図9● 区域性分布：肺結核

A.2　区域性分布（肺結核）

〈文献〉
1）上甲 剛：胸部CTの読影手順とコツ．呼吸器ジャーナル，68：48-52，2020
2）「解剖と病態生理から迫る呼吸器画像診断」（楠本昌彦，髙橋雅士/編），画像診断（増刊号），vol.40, no.11, 2020

胸部CT
~病変部位はこう読む~

第3章 胸部CT～病変部位はこう読む～

0 はじめに

　本章では，胸部CT所見を**表**のように5つに分類して，それぞれの読み方を解説していきます．

　一般的に用いられている分類ではないところもあるかもしれませんが，初期研修医・非専門医の先生が，実臨床で鑑別診断を考えていく際に，理解しやすいように単純化しています．

　5つの分類の定義は，次のようになります．

表●胸部CT所見の主な分類

① 限局性陰影	病変が限局することが比較的多く，コンソリデーション・スリガラス影・粒状影を呈するもの ▶ p.163第3章-1
② 結節影・腫瘤影	結節影・腫瘤影を示すもの（単発，多発は問わない） ▶ p.192第3章-2
③ びまん性陰影	びまん性の病変が比較的両肺にわたるもの ▶ p.216第3章-3
④ 縦隔病変	縦隔の病変 ▶ p.256第3章-4
⑤ 胸膜病変	胸膜の病変 ▶ p.265第3章-5

　複数の所見を示す疾患については，上記5つの分類のうち，頻度が高いと考えられる分類の稿で，詳細な解説を行っています．

　また，それぞれの稿においては，感染性病態と非感染性病態の2つに分けて，鑑別診断を提示しています．**感染性病態と非感染性病態で分けて考えていく鑑別診断法は，実践的で使いやすく，**筆者自身が実臨床で利用している鑑別診断法です．

　対象とする呼吸器疾患としては，呼吸器専門医のみが知っておく必要がある稀な呼吸器疾患についてはなるべく割愛し，**初期研修医・非専門医の先生に把握してほしいコモンな呼吸器疾患を主体に解説しています．**

第3章 胸部CT〜病変部位はこう読む〜

1 限局性陰影
～コンソリデーション・スリガラス影・粒状影～

読影のコツ

- 感染性肺炎は，気管支肺炎と肺胞性肺炎に分類すると，起炎菌の推定に役立つ．
- 肺結核は，S^1，S^2，S^6に小葉中心性粒状陰影と空洞影を呈する．
- 放射線肺炎は，放射線照射野に一致したコンソリデーション（consolidation ≒浸潤影），スリガラス影を呈する．

鑑別診断のフローチャート

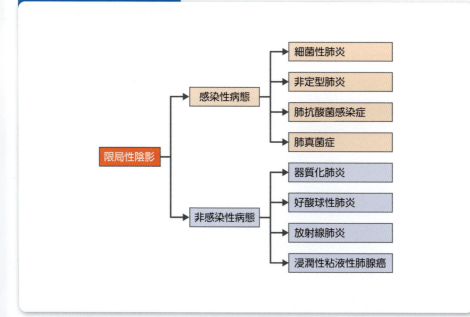

はじめに

限局性陰影は臨床で頻回に遭遇する画像所見です．例えば，臨床医が日常臨床で診療することの多い細菌性肺炎は，限局性陰影を呈する代表的疾患です．また，肺結核も，初期は限局した粒状影，結節影を呈します．

ただし，限局性陰影を呈する疾患でも，**病変の広がりとともに，多肺葉にわたることも多いことは理解しておきましょう**．

ここでは限局性陰影の読み方を感染性病態と非感染性病態に分けて解説します．

感染性病態

限局性陰影を示す感染性病態には，肺炎（感染性肺炎）と肺抗酸菌感染症，肺真菌症があります．国際ガイドラインでは，肺炎は市中肺炎と院内肺炎に分類されます．市中肺炎は，病院外で日常生活をしている人に発症する肺炎です．院内肺炎は入院48時間以上経過した患者に発症した肺炎です．市中肺炎は原因微生物により，表1のように細菌性肺炎と非定型肺炎に分類されます．細菌性肺炎はβラクタム系抗菌薬が有効であり，非定型肺炎はβラクタム系抗菌薬が無効の肺炎の総称です．このように治療に用いる抗菌薬が異なるため，市中肺炎の診療では両者を区別することが大切です．第2章-5で，区域性分布と非区域性分布について解説しましたが，肺炎の画像パターンとしては，区域性分布を示す気管支肺炎と，非区域性分布を示す肺胞性肺炎に大別されます．

表1●限局性陰影における感染性病態の鑑別診断

鑑別診断		陰影の特徴
細菌性肺炎	肺炎球菌性肺炎 クレブシエラ肺炎	非区域性分布 大葉性肺炎
	インフルエンザ菌肺炎	区域性分布，気管支肺炎
非定型肺炎 （βラクタム系 抗菌薬が無効 の肺炎）	レジオネラ肺炎	非区域性分布，浸潤影とスリガラス影の混在
	マイコプラズマ肺炎	区域性分布が多い
	クラミドフィラ肺炎	非区域性分布も区域性分布もあり
肺抗酸菌 感染症	結核	小葉中心性分布，S^1，S^2，S^6 に分布
	非結核性抗酸菌症	小葉中心性分布，中葉舌区に分布， 胸膜肥厚を伴う気管支拡張
肺真菌症	侵襲性肺アスペルギルス症 （気道侵襲性）	単発性あるいは多発性の気管支周囲浸潤影

1 細菌性肺炎

細菌性肺炎の代表的な起炎菌として，肺炎球菌（最も頻度が高い），インフルエンザ菌，モラクセラの3つが重要です．さらに，クレブシエラ，黄色ブドウ球菌まで覚えておきましょう．

a. 気管支肺炎

気管支肺炎は，区域性分布を呈し，気管支壁の肥厚や小葉中心性の粒状影を認めます（図1）．気道に沿った浸潤影も伴います．**気管支肺炎を示す細菌性肺炎は，インフルエンザ菌肺炎が多いです．**

ただし，後述する肺胞性肺炎を示す頻度が高い肺炎球菌性肺炎も含めて，**すべての細菌性肺炎は，気管支肺炎のパターンをとりうる**ことに注意しましょう．

図1のように**小葉中心性粒状影が主体の場合は，特に「細気管支炎」とよばれます**．第2章-4で，「小葉の中心には気管支が存在する」と述べましたが，小葉の中

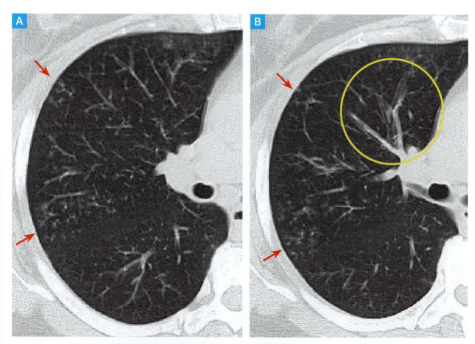

図1●インフルエンザ菌肺炎〔気管支肺炎（細気管支炎）〕
右上葉から中葉を主体に小葉中心性の粒状影を認める（→）．一部気管支壁肥厚も存在する（◎）

心に存在する気管支は，正確には「細気管支」（＝終末細気管支，呼吸細気管支）だからです．

b. 肺胞性肺炎

　肺胞性肺炎は，非区域性分布のコンソリデーション（≒浸潤影）を主体とします（図2）．病変が肺葉全体に及ぶ場合を，大葉性肺炎とよびます．内部には空気を含む気管支による黒い陰影（air bronchogram）が確認され，肺胞内の浸出液が少ない箇所はスリガラス影となります．図3に示すように滲出液は白い陰影を呈するため，浸出液が少ない部分はスリガラス影，滲出液が多い部分は濃い白色陰影（＝コンソリデーション）を呈するのです．肺胞性肺炎を呈する細菌性肺炎で代表的なものには，肺炎球菌性肺炎（図2），クレブシエラ肺炎があります．

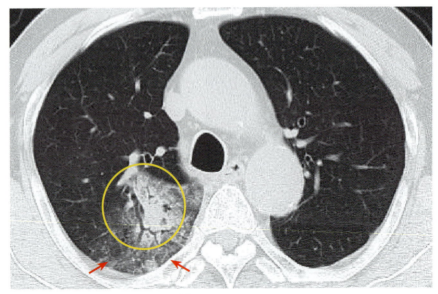

図2 肺炎球菌性肺炎（肺胞性肺炎）
左S²にair bronchogramを伴うコンソリデーション（◎）と周囲のスリガラス影（→）を認める

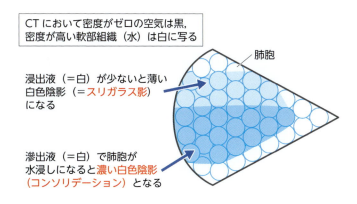

図3 ● 肺胞性肺炎でコンソリデーションに加え部分的にスリガラス影を認める機序

2 非定型肺炎

　非定型肺炎の起炎菌としては，マイコプラズマ，レジオネラ，クラミジア属（肺炎クラミジア，クラミジア・シッタシ）があります．
　非定型肺炎の代表であるマイコプラズマ肺炎は，気管支肺炎を呈する頻度が高いです．レジオネラ肺炎は，非区域性分布を呈し，肺胞性肺炎のパターンをとります．

a. 気管支肺炎

　マイコプラズマ肺炎は，**小葉中心性の粒状影・結節影と中枢側まで目立つ気管支壁肥厚を特徴とする気管支肺炎**を呈することが多いです[1]（図4）．ただし，スリガラス影を主体とする場合（図5）や，小葉中心性結節影が癒合して浸潤影を呈する場合もあります．

b. 肺胞性肺炎

　レジオネラ肺炎は，非区域性分布の肺胞性肺炎を呈し，**浸潤影とスリガラス影が混在する所見をとります**[2]（図6）．
　クラミドフィラ肺炎（図7）は，肺胞性肺炎のパターンも，気管支肺炎のパターンも，両方をとりえます．**濃淡不均一な浸潤影を呈し，中下葉に多いです．**内部には微細な線状・網状影，辺縁にはスリガラス影を認めます．

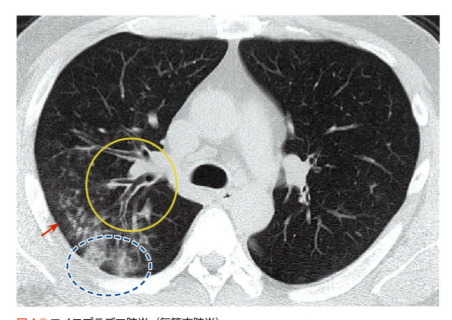

図4 マイコプラズマ肺炎（気管支肺炎）
中枢側まで目立つ気管支壁肥厚（🔵）と小葉中心性粒状影（🟡），浸潤影（➡）を認める

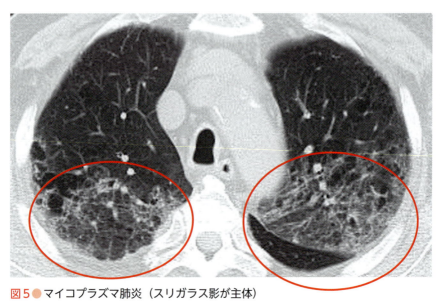

図5 マイコプラズマ肺炎（スリガラス影が主体）
両肺のスリガラス影（🔴）を呈している

第3章 胸部CT〜病変部位はこう読む〜

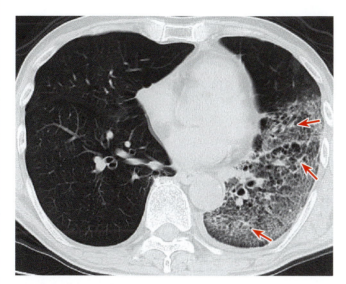

図6● レジオネラ肺炎（大葉性肺炎）
背景に気腫があり修飾されているが，スリガラス影のなかにやや濃度が高い部分（浸潤影）も散見される（➡）

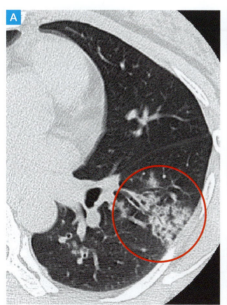
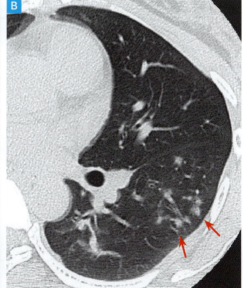

図7● クラミドフィラ肺炎
左下葉に浸潤影を認め，内部は濃淡不均一である（〇）．気管支肺炎を呈している部分も存在する（➡）

以上が感染性肺炎のCT所見の解説になりますが，CT所見による起炎菌推定は，あくまで可能性の高い起炎菌を推定するのみであり，**胸部CT所見だけですべて断定できるわけではありません**．肺炎の診療では，常に**臨床情報，グラム染色を含む検査所見，画像所見を総合して診断する姿勢**が重要です．

＊誤嚥性肺炎

　ここで誤嚥性肺炎についても学んでおきましょう．誤嚥性肺炎は，食物，口腔や咽頭の分泌物，嘔吐による胃液などの誤嚥により起こる肺炎です．嚥下機能低下，胃食道逆流など，誤嚥リスクがある患者に発症します．多くの患者は，臥床しているため，胸部CT上，**背側（S^2，S^6，S^{10}），下葉，右肺に陰影を呈する頻度が高く，気道に沿った浸潤影を呈します**（図8 ➡）．

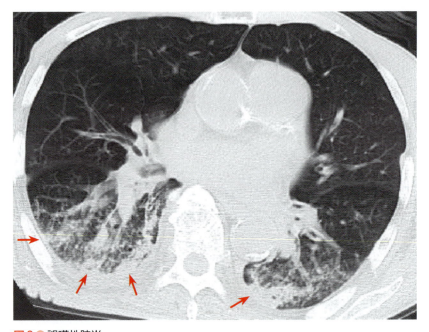

図8 ● 誤嚥性肺炎
左右のS^{10}を主体に両下葉に浸潤影（➡）を認める

3 肺抗酸菌感染症

肺抗酸菌感染症には，結核と非結核性抗酸菌症があります．両方とも基本的に**小葉中心性粒状影**を呈します．

a. 肺結核

肺結核は，「ヒト型結核菌（*Mycobacterium tuberculosis*）」による感染症です．わが国の結核患者は近年減少し，2021年には低蔓延国となりました．それでも，空気感染対策が必要で，公衆衛生上も重要な呼吸器感染症です．結核は細胞内寄生菌のため，宿主の感染防御はマクロファージとTリンパ球による細胞性免疫が主役となり，肉芽腫が形成され，特徴的な小結節と粒状影を呈します．初感染に引き続いて発病する一次結核と，初感染後に年余を経て発病する二次結核に分かれます．高齢者の発病の多くは二次結核であり，**胸部CTでは，S^1，S^2，S^6に小葉中心性の粒状影，結節影を呈します**（図9）．この理由として，肺尖部は下肺野より酸素分圧が高く，リンパによる排除機能が劣るためと考えられています[3]．**粒状影は高コントラ**

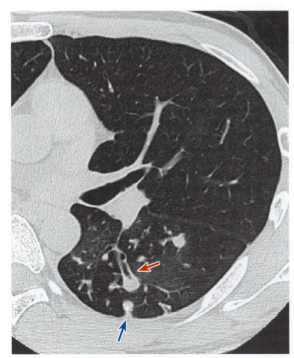

図9 ● 肺結核
S^6に小葉中心性の粒状影，結節影（→），気管支拡張（→）を呈する

ストで境界明瞭です．気管支壁に炎症がおよび，気管支壁の肥厚や狭窄，円柱状拡張を認めます．また，空洞も併存することが多いです．結核は病巣の中心部が乾酪壊死を起こすため，壊死部分が排出されて空洞が形成されます．呼吸細気管支以下が乾酪物質で充満した場合の細やかな分岐状影は，「tree-in-bud appearance」とよばれます（図10）．一次結核では，第3章-4で解説する結核性リンパ節炎を呈することが多いです．

　肺結核の空洞内（図11）**には通常液体貯留を認めません**．同じように空洞影を呈する肺膿瘍については，液体貯留を認めることが多く，鑑別診断におけるポイントとなります．

　ただし，肺結核はさまざまな画像パターンを呈し，**肺癌のような結節影を呈する**「結核腫」や，**肺胞性肺炎のパターンをとる「結核性肺炎」**（図12）**もあるので注意しましょう**．血行性播種を呈した場合は，第2章-4で解説したランダム分布の「粟粒結核」を呈します．

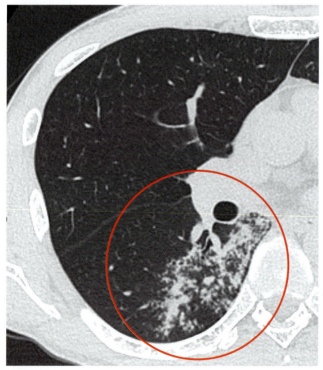

図10 ● tree-in-bud appearance

胸部CT〜病変部位はこう読む〜 第3章

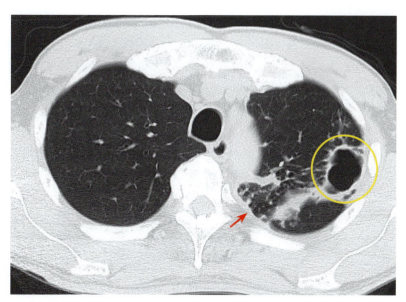

図11 ● 肺結核
左肺尖部に空洞性病変（◯）と小葉中心性の粒状影（→）を認める

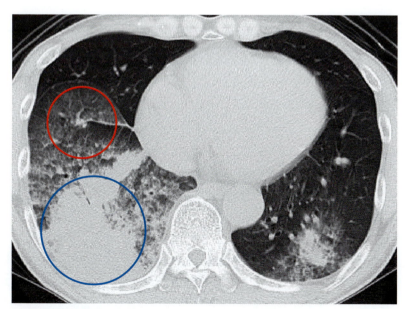

図12 ● 結核性肺炎
右下葉を主体にコンソリデーション（◯）と周囲のスリガラス影（◯）を呈する

173

b. 非結核性抗酸菌症（non-tuberculosis mycobacteria：NTM）

　肺NTM症は近年増加傾向にある慢性呼吸器感染症です．わが国では，原因菌としては，*M.avium* と *M.intracellulare* が多く，両者は性質が似ていることもあり，合わせて *M.avium complex*（MAC）とよばれます．他の重要な菌種として，*M.Kansasii*，近年増加傾向である *M.abscessus* があります．特に肺MAC症は，やせ型の中年女性に多く，以前は難治性疾患として捉えられていましたが，治療の発展により早期診断，治療でコントロール可能な病態となっております．そのため肺NTM症を疑ったら，まずは呼吸器内科に早期に紹介することが重要です．

● 肺MAC症

　胸部CTでは，**中葉舌区を主体に，気管支拡張と小葉中心性粒状影を呈します**（図13，14）．この病型を結節・気管支拡張型（nodular bronchiectatic type：NB型）とよびます．この病型が進行して空洞を伴うと空洞を有する結節・気管支拡張型（Cavitary NB型）とよびます．**空洞壁は比較的薄く，末梢の気管支拡張は胸膜肥厚を伴います**[3]．粒状影は境界明瞭で，病変は緩徐進行性です．

　結核との鑑別方法としては，**肺MAC症は病変が中葉舌区主体に分布すること，空洞壁は比較的薄いこと，末梢の胸膜肥厚を伴う気管支拡張**に着目します（表2）．

表2 ● 結核と非結核性抗酸菌症（肺MAC症）の鑑別ポイント

鑑別ポイント	結核	非結核性抗酸菌症（肺MAC症）
分布	S^1，S^2，S^6	中葉舌区主体
空洞	壁が比較的厚い	壁が比較的薄い
気管支拡張（末梢）	胸膜肥厚を伴わない	胸膜肥厚を伴う

　また，肺NTM症のなかには，肺気腫や陳旧性肺結核などの既存の肺病変に感染し，**空洞を呈する線維空洞型**（fivrocavitary type：FC型）もあることを知っておきましょう．

● *M.Kansasii* 症

　M.Kansasii 症は，肺MAC症の次に多い非結核性抗酸菌症です．喫煙歴や粉塵吸入歴のある男性に多いです．抗菌薬治療への反応性はよく，最も完治しやすい肺NTM症です．***M.Kansasii* 症は，中葉舌区の病変は乏しく，上葉の薄壁空洞を呈することが多いです**（図15）．

胸部CT〜病変部位はこう読む〜 第3章

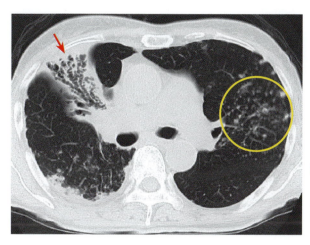

図13 ● 非結核性抗酸菌症
　　　　（肺MAC症）1
右中葉に気管支拡張を認め（→），左舌区に小葉中心性粒状影（○）を認める

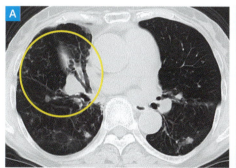

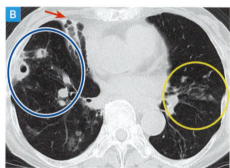

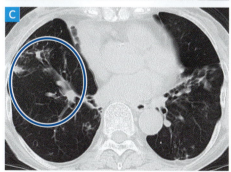

図14 ● 非結核性抗酸菌症（肺MAC症）2
中葉舌区に気管支拡張と粒状陰影を認める（A, B○）．右中葉の末梢に続く気管支拡張は胸膜肥厚を伴う（B→）．右下葉S8に空洞影と小葉中心性粒状影を認める（B, C○）

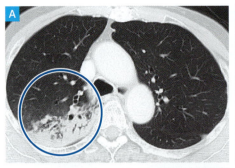
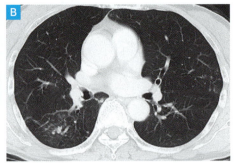
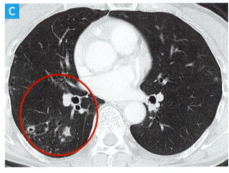

図15 ● M.Kansasii症
S^2に気管支拡張を伴う浸潤影を認める（A ○）．右S^6には比較的境界が明瞭な小葉中心性粒状影と空洞を伴う小結節陰影を認める（C ○）．中葉舌区には病変は目立たない

 肺真菌症

　肺真菌症は多くの場合，結節影を呈するため詳細は第3章-2で解説します．肺アスペルギルス症のうち，免疫不全者に急性発症する病型に侵襲性肺アスペルギルス症（invasive pulmonary aspergilosis：IPA）があります．IPAのうち，**気道侵襲性肺アスペルギルス症は，単発性あるいは多発性の気管支周囲浸潤影を呈します**（図16）．小葉中心性結節を呈する細気管支炎型もあります．

第3章 胸部CT〜病変部位はこう読む〜

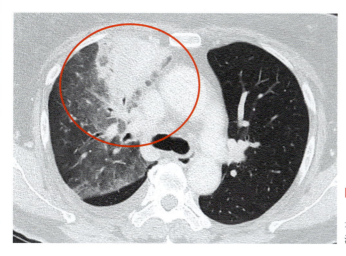

図16 ● 気道侵襲性アスペルギルス症
右上葉S^{3}を主体に気管支周囲浸潤影を認める（〇）

非感染性病態

非感染性病態で考えるべき鑑別診断は表3のようになります．

表3 ● 限局性陰影における非感染性病態の鑑別診断

鑑別診断		特徴
器質化肺炎	特発性，二次性	多発性のコンソリデーションと周囲のスリガラス影，非区域性分布
好酸球性肺炎	慢性好酸球性肺炎	末梢優位のコンソリデーション，スリガラス影
	急性好酸球性肺炎	びまん性のスリガラス影，気管支血管束肥厚
放射線肺炎		放射線照射野に一致したスリガラス影，コンソリデーション
肺癌	肺腺癌（浸潤性粘液性腺癌など）	肺炎に類似したコンソリデーションとスリガラス影

1 器質化肺炎

　器質化肺炎（organizing pneumonia：OP）は，間質性肺炎の1つであり，組織学的に肺胞腔内の器質化病変を主体とするものと定義されます．**臨床症状と画像所見が，細菌性肺炎と類似しており，「抗菌薬治療に反応が乏しい肺炎」**として呼吸器内科に紹介されることが多いです．

器質化肺炎には，原因不明である特発性器質化肺炎（cryptogenic organizing pneumonia：COP）と，原因が存在する二次性器質化肺炎があります．二次性の原因としては，感染症，膠原病，薬剤性などがあります．ほとんどがステロイド治療に良好な反応を示しますが，再発もときにみられます．

胸部CTでは，**非区域性のコンソリデーション（≒浸潤影）と周囲のスリガラス影を呈し，この画像パターンをOPパターンとよびます**（図17）．下肺野優位で多くは胸膜下もしくは気管支血管周囲束に分布します．**陰影が短期間で移動することが特徴的であり**，遊走性肺炎（wondering pneumonia）とよばれます．スリガラス影が濃い帯状高吸収域で囲まれる reversed halo sing が約20％でみられます[4]（図18）．

胸部CT所見がOPパターンで，症状が乏しい場合は，悪性リンパ腫（特にMALT lymphoma）や肺癌も鑑別にあげる必要があります．

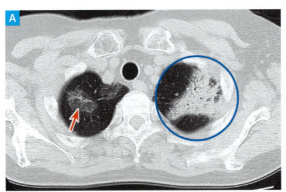

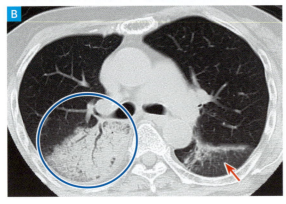

図17● 特発性器質化肺炎（COP）
COPに特徴的なOPパターンを呈する
A：左上葉にコンソリデーション（〇）を認め，右上葉にスリガラス影（→）を認める
B：右S³を主体にコンソリデーション（〇）を認め，左S⁶に非区域性のスリガラス影（→）を認める

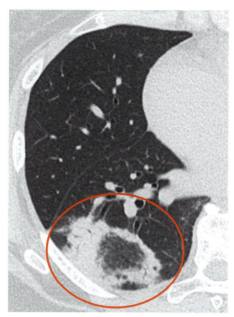

図18 ● reversed halo sign

2 好酸球性肺炎

　好酸球性肺炎は，肺実質に高度の好酸球集積を伴う炎症を認める病態です．特発性の好酸球性肺炎は，発症様式より，慢性好酸球性肺炎（chronic eosinophilic pneumonia：CEP）と急性好酸球性肺炎（acute eosinophilic pneumonia：AEP）に分類されます．

a. 慢性好酸球性肺炎（CEP）

　通常，2週間以上続く咳嗽，発熱，呼吸困難で受診します．基礎疾患に喘息などのアレルギー疾患があることが多く，末梢血の好酸球上昇も認めます．気管支肺胞洗浄液で好酸球増加を認めます．これらの所見と寄生虫感染や薬剤性肺炎など他疾患を除外することで診断します．ステロイド治療への反応はよく，予後良好な疾患です．
　胸部CTでは，典型的にはphotographic negative of pulmonary edema pattern（逆肺水腫型）とよばれる，末梢優位のコンソリデーションやスリガラス影を呈します（図19）．

b. 急性好酸球性肺炎（AEP）

　20〜40歳の若年者において，喫煙などを契機に急性に発症し，呼吸不全を呈します．診断は，1週間以内の急性経過と，気管支肺胞洗浄液における好酸球高値によりなされます．慢性好酸球性肺炎と違い，喘息の合併を認めません．ステロイド治療への反応は良好です．

　胸部CTでは，限局性浸潤影というよりは，**両肺のびまん性スリガラス影**を呈します（図20）．気管支血管束の肥厚や，平滑な小葉間隔壁肥厚を伴います．しばしば，少量胸水も認めます．

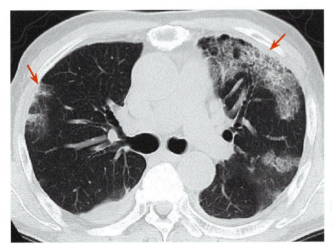

図19　慢性好酸球性肺炎
末梢優位の浸潤影，スリガラス影を呈する（→）

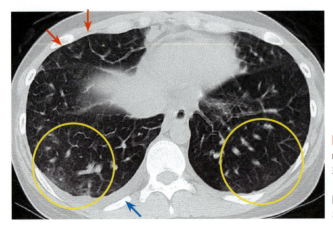

図20　急性好酸球性肺炎
喫煙を契機に発症した急性好酸球性肺炎の症例で，びまん性のスリガラス影（◎），平滑な小葉間隔壁肥厚（→）を認め，少量胸水（→）を伴う

3 放射線肺炎

　放射線照射により生じた肺の炎症を放射線肺炎とよびます．肺癌などの胸部腫瘍に対する放射線治療歴のある患者で発症します．一般的に照射線量が40Gy以上ではほとんど発症し，治療を要する割合は3割程度とされます．放射線治療歴のある患者で肺炎像を認めた場合は，必ず鑑別診断の1つにあげましょう．

　放射線照射終了2～6カ月後に発症することが多く，胸部CTでは，**照射野（＝放射線が通過した領域）に一致したスリガラス影，コンソリデーションを呈します**（図21）．炎症のピークを過ぎると，容積の減少を伴うコンソリデーションを呈し，内部に気管支拡張が出現します．

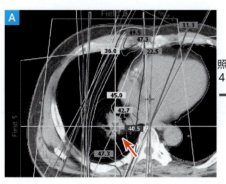
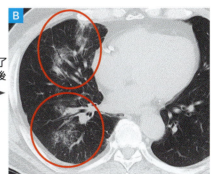
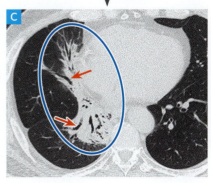

図21● 肺癌に対する放射線治療後の放射線肺炎
A：右下葉原発巣と右肺門リンパ節転移（→）に対する放射線治療計画．線に挟まれた部分が放射線照射部位を示す
B：照射終了4カ月後のCT．右下葉，右中葉に，照射野に一致したスリガラス影（○）を認める
C：照射終了1年後のCT．右中葉と右下葉に容積の減少を伴うコンソリデーションを呈し（○），内部に気管支拡張を認める（→）

4 浸潤性粘液性肺腺癌

　肺癌は，結節影・腫瘤影を呈する頻度が高いですが，**浸潤性粘液性肺腺癌（invasive mucinous adenocarcinoma：IMA）は，肺炎様のコンソリデーション（図22）や小葉中心性粒状影を呈する場合もあります**．よって，呼吸器症状に乏しい肺炎像や，治療で改善しない肺炎像では，IMAも鑑別にあげる必要があります．コモンな疾患に紛れ，診断や治療の判断を惑わせる疾患群のことを「ミミッカー」といいますが，**市中肺炎のミミッカーとして，IMA，結核，器質化肺炎が重要です**．

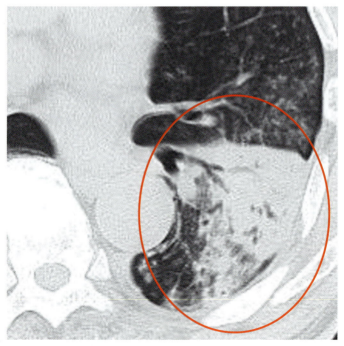

図22 ● 肺炎様の肺腺癌
左下葉にコンソリデーションを認める（○）．内部には空気を含む気管支による黒い陰影（air bronchogram）を認める

胸部CT〜病変部位はこう読む〜　第3章

確認問題

Q.1 66歳男性．発熱と呼吸困難で救急外来を受診．胸部CTにおける肺炎の ①画像パターン（気管支肺炎or肺胞性肺炎）と ②推定される起炎菌を述べてください．

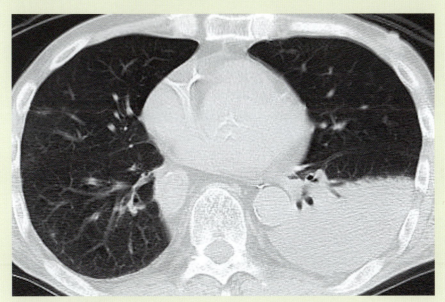

66歳男性，胸部CT

〈解説〉 左下葉に非区域性分布のコンソリデーションを認め，肺胞性肺炎を呈しています（図23）．ほぼ肺葉全体に及んでおり，大葉性肺炎といえます．起炎菌としては，**肺炎球菌，クレブシエラ，レジオネラ**などがあがります．
　本症例は大酒家で，グラム染色では腸内細菌様のグラム陰性桿菌を認めました．喀痰培養と血液培養からは *Klebsiella pneumoniae* が検出され，クレブシエラ肺炎の診断となりました．

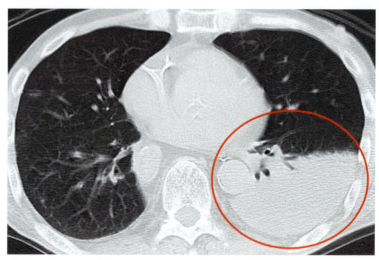

図23 ● 胸部CT：肺胞性肺炎（大葉性肺炎）

A.1
① 画像パターン：肺胞性肺炎（大葉性肺炎）
② 推定される起炎菌：肺炎球菌，クレブシエラ，レジオネラ
　→最終診断：クレブシエラ肺炎

Q.2

33歳男性．受診前日より高熱と咳嗽を認め，外来受診．胸部CTにおける肺炎の ①画像パターン（気管支肺炎 or 肺胞性肺炎）と，②推定される起炎菌を述べてください．

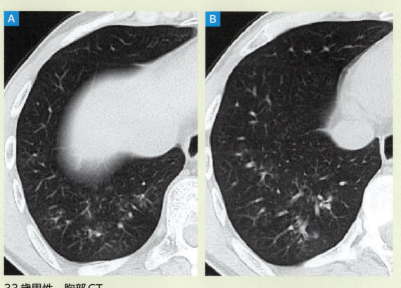

33歳男性，胸部CT

〈解説〉 右下葉に区域性分布を呈する小葉中心性粒状影（図24A ○），気管支壁肥厚（図24B →）を認め，気管支肺炎と考えられます．肺炎の起炎菌としては，**インフルエンザ菌やマイコプラズマがあがります**．

しかし，**すべての細菌性肺炎は，気管支肺炎パターンをとりうるので，肺炎球菌性肺炎を含む細菌性肺炎も，鑑別に入れておく必要があります**．

本症例は，グラム染色で，肺炎球菌を疑うグラム陽性双球菌を認め，肺炎球菌尿中抗原が陽性となり，ペニシリンで加療し軽快しました．

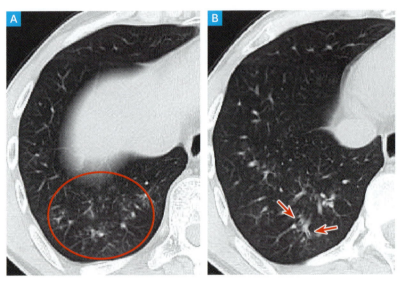

図24 ● 胸部CT：気管支肺炎

A.2
① 画像パターン：気管支肺炎
② 推定される起炎菌：① インフルエンザ菌，マイコプラズマ
　　　　　　　　　　　② その他の一般細菌（肺炎球菌含む）
→最終診断：肺炎球菌性肺炎（気管支肺炎パターン）

第3章 胸部CT〜病変部位はこう読む〜

Q.3 71歳男性．1ヵ月前から出現した労作時呼吸困難と食欲不振で外来受診．胸部CTからあがる鑑別診断を述べてください．

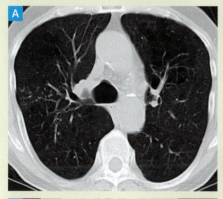
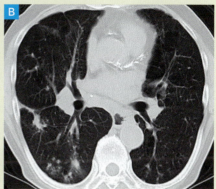
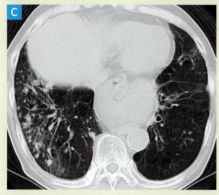

71歳男性，胸部CT

〈解説〉 右S^2と右S^6に小葉中心性の粒状影と結節影を認め（図25A，B〇），肺抗酸菌感染症を疑います．右下葉にも小葉中心性粒状影・結節影と円柱状の気管支拡張を広範に認めています（図25C〇）．

　病変の分布がS^2，S^6にあることと，末梢の気管支拡張に伴う胸膜肥厚も目立たないことから，第一に肺結核が鑑別にあがります．次に，非結核性抗酸菌症も鑑別にあがります．経過がやや遅いことと，気管支拡張が目立つことが合いませんが，感染性肺炎で気管支肺炎を示すインフルエンザ菌肺炎やマイコプラズマ肺炎も，一応鑑別診断にあげてもいいかもしれません．

　本症例は，喀痰抗酸菌塗抹検査が陽性となり，PCR検査と培養検査で結核菌が検出され，肺結核の診断となりました．抗結核薬で加療し改善しました．

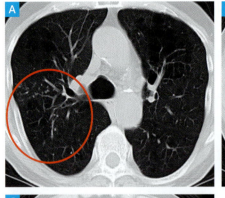
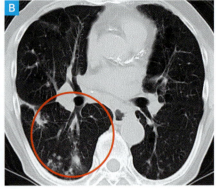
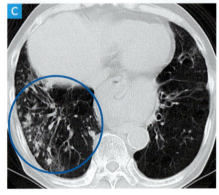

図25 ● 胸部CT：肺結核

A.3
① 肺結核
② 非結核性抗酸菌症
③ 気管支肺炎（インフルエンザ菌肺炎，マイコプラズマ肺炎）
→最終診断：肺結核

Q.4

72歳男性．マイコプラズマ肺炎に対してミノマイシンで加療中に，呼吸不全の悪化と新たな異常陰影（両下葉）を認めました．胸部CTからあがる鑑別診断を，感染性病態と非感染性病態に分けて述べてください．

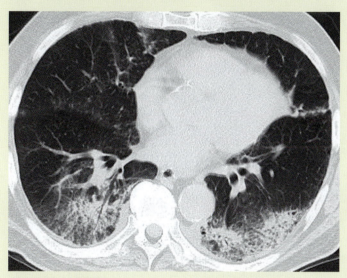

72歳男性，胸部CT

〈解説〉　両下葉に非区域性分布を示すコンソリデーションを認め（図26○），周囲に一部スリガラス影を伴っています（図26→）．

　感染性病態としては，肺炎球菌性肺炎，レジオネラ肺炎，クレブシエラ肺炎などの感染性肺炎があがります．非感染性病態としては，器質化肺炎（特発性，二次性）や好酸球性肺炎があがります．

　本症例では，末梢血の好酸球が上昇しており，ミノマイシン開始後に出現した陰影であることから，**ミノマイシンによる薬剤性肺炎（器質化肺炎もしくは，好酸球性肺炎のパターン）を疑いました**．気管支肺胞洗浄や生検により総合的にミノマイシンによる薬剤性肺炎と診断し，ミノマイシンを中止して，ステロイドによる加療を行い改善しました．

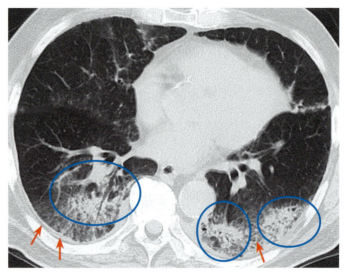

図26 ● 胸部CT：薬剤性肺炎

A.4 感染性病態　：細菌性肺炎（肺炎球菌，クレブシエラ）
　　　　　　　　　非定型肺炎（レジオネラ）
　　　非感染性病態：器質化肺炎（特発性，二次性含む）
　　　　　　　　　好酸球性肺炎
　　　→最終診断：ミノマイシンによる薬剤性肺炎

〈文献〉
1）Reittner P, et al：Mycoplasma pneumoniae pneumonia：radiographic and high-resolution CT features in 28 patients. AJR Am J Roentgenol, 174：37-41, 2000
2）Sakai F, et al：Computed tomographic features of Legionella pneumophila pneumonia in 38 cases. J Comput Assist Tomogr, 31：125-131, 2007
3）「胸部 画像診断の勘ドコロ NEO」（髙橋雅士/編），メジカルレビュー社，2023
4）Kim SJ, et al：Reversed halo sign on high-resolution CT of cryptogenic organizing pneumonia：diagnostic implications. AJR Am J Roentgenol, 180：1251-1254, 2003
5）「胸部のCT第4版」（村田喜代史 他/編），メディカル・サイエンス・インターナショナル，2018

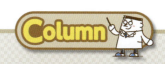

❻ 胸部CTによる肺炎の起炎菌推定

　本書第3章-1では，肺炎の起炎菌が呈する典型的なCT所見について解説しています．しかし，実際の臨床では，気管支肺炎と大葉性肺炎の所見が混在することもあれば，気管支肺炎と大葉性肺炎の区別が難しい，非特異的な肺炎像に遭遇することも多々あります．また，頻度の高いCT所見と違った陰影を呈する，非典型的な症例もあります．特に免疫不全者では，肺炎の画像所見は非特異的になることが多いです．

　よって，細菌性肺炎における胸部CTの目的は，あくまで，胸部X線で同定が難しい肺炎を診断したり，他疾患（肺癌，間質性肺炎，心不全，肺膿瘍など）の除外が主体であり，**起炎菌推定においては補助的なツールとして用いる**ことが大切だと思います．

　肺炎の起炎菌推定については，病歴（患者背景），検査所見，グラム染色所見，尿中抗原検査，胸部CT所見を総合的に評価して考えることが重要です．

第3章 胸部CT〜病変部位はこう読む〜

2 結節影・腫瘤影
〜結核と肺癌を見逃さない！〜

読影のコツ

- 結節影・腫瘤影では，結核と肺癌を見逃さない.
- 胸部異常陰影で問題となる単発結節影の読影と方針を理解しておく.

鑑別診断のフローチャート

結節影，腫瘤影

感染性病態
- 肺膿瘍
- 敗血症性塞栓
- 肺真菌症
- 肺抗酸菌感染症

非感染性病態
- 原発性肺癌
- 肺良性腫瘍
- 転移性肺腫瘍
- 多発血管性肉芽腫症
- サルコイドーシス
- 器質化肺炎
- 円形無気肺

胸部CT〜病変部位はこう読む〜 第**3**章

はじめに

　結節影・腫瘤影についても，感染性病態と非感染性病態で鑑別していきます．

　結核は見逃すと二次感染者を増やし，肺癌は診断が遅れると致死的な疾患であり，結核と肺癌を見逃さないことが大切です．

感染性病態

　ここでは**表1**に沿って感染性病態の鑑別診断をみていきましょう．

表1●結節影・腫瘤影を呈する非感染性病態

鑑別診断・原因菌		特徴
肺膿瘍	一般細菌	単発性の腫瘤影，コンソリデーション，壁の厚い空洞，内部液面形成
敗血症性塞栓	一般細菌 カンジダ	ランダム分布の多発結節影
肺真菌症	侵襲性肺アスペルギルス症	単発あるいは多発結節影，気管支肺炎
	慢性肺アスペルギルス症	単発あるいは多発空洞影（内部に真菌球）
	肺接合菌症	単発あるいは多発結節影
	肺クリプトコックス症	単発あるいは多発結節影，浸潤影
肺抗酸菌感染症	結核	小葉中心性分布，S^2，S^3，S^6に分布
	非結核性抗酸菌症	小葉中心性分布，中葉舌区に分布，胸膜肥厚を伴う気管支拡張

1 肺膿瘍

　肺膿瘍は，微生物感染によって引き起こされる肺実質が一部壊死に陥った化膿性炎症です．発熱，咳嗽，膿性痰など，肺炎に類似した症状を呈します．原因菌は口腔内嫌気性菌が一般的であり，アンピシリンスルバクタムなどの嫌気性菌カバーの抗菌薬で加療します．多くの症例は抗菌薬のみで保存的に改善します．

　胸部CTでは，**単発性の腫瘤影，コンソリデーション（≒浸潤影）**を呈します．壁

193

の厚い空洞を伴うことが多く，組織壊死を反映し，内部に液面形成が見られます（図1）．造影CTでは，コンソリデーション内部に造影不良域を認めます．

　肺膿瘍の診断においては，空洞を伴う疾患として，肺結核との鑑別が重要になってきますが，**結核の空洞は液面形成が見られないことが，鑑別診断のポイント**になります．また，肺膿瘍は空洞周囲に浸潤影を認めることが多く，結核の場合は，空洞周囲に小葉中心性（第2章-4参照）の粒状影（気道を通じて散布された病変）を伴うことが多いです．

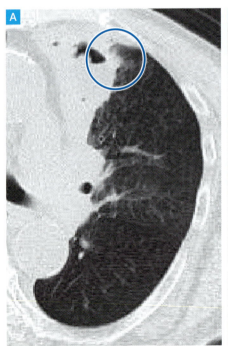 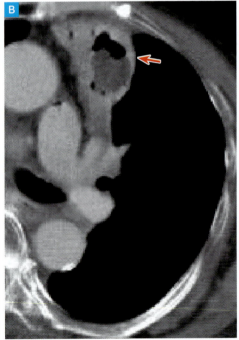

図1 ● 肺膿瘍
A：肺野条件．空洞周囲に小葉中心性の粒状影は認めず，わずかなコンソリデーション（〇）のみ認める
B：縦隔条件．空洞を伴う腫瘤影を呈しており，内部には液面形成がみられる（→）
AとBを合わせると結核よりも肺膿瘍が疑われる

2 敗血症性塞栓

　敗血症性塞栓は，感染性心内膜炎や敗血症により細菌などが血行性に散布され，肺に病原微生物を含む血栓を生じるものです．病原微生物としては，一般細菌が多いですが，カンジダ（播種性カンジダ症）の場合もあります．

　胸部CTでは，**血行性散布を反映し，ランダム分布**（第2章-4参照）**の多発結節影を呈します**（表1，図2）．周囲に出血を反映したスリガラス影を伴います．結節は**胸膜直下に認めることが多いです．しばしば空洞を合併します**．結節の中心部に向かってやや拡張した血管が連続する所見（feeding vessel sign）を多くに認めます（図3）．

　図2のように**大きな結節の小葉との関係から，ランダム分布と判断する方法としては，①胸膜に病変がのっている，②気管支が結節に入っていない（＝気道由来ではない）**ということに着目します．

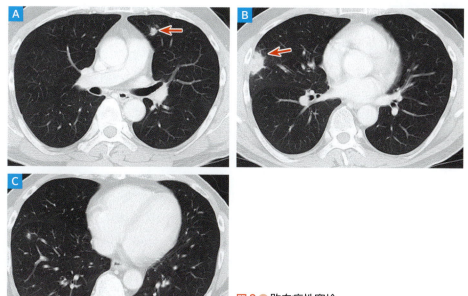

図2● 敗血症性塞栓
副鼻腔炎由来の敗血症性塞栓の症例であるが，多発性のランダム分布の結節を胸膜直下主体に認める（→）

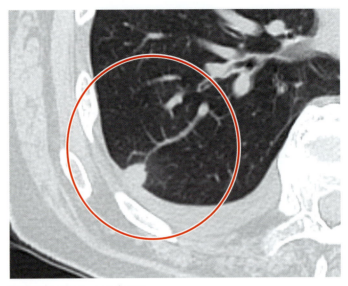

図3 ● feeding vessel sign
結節の中心部に向かってやや拡張した血管が連続している（○）

3 肺真菌症

　肺真菌症は，原因真菌の気道感染で発症します．肺真菌症の代表的起炎菌はアスペルギルス，接合菌，クリプトコックスです．**胸部CTでは，くさび形の浸潤影（楔状浸潤影，図4），単発あるいは多発の結節影，空洞影を呈します**（表1）．

a. 肺アスペルギルス症

　肺アスペルギルス症は，好中球機能の低下や，免疫抑制薬の投与などによる宿主の免疫機能の低下，肺の基礎疾患に応じて異なる病態を呈し，①侵襲性肺アスペルギルス症，②慢性肺アスペルギルス症，③アレルギー性気管支肺アスペルギルス症の3つの病型に分類され，胸部CT所見も異なります．
　ここでは，①②について解説し，③については第3章-3で解説します．

❶ 侵襲性肺アスペルギルス症

　侵襲性肺アスペルギルス症は，血液悪性腫瘍患者などの免疫抑制状態の患者に発症し，吸息進行性の肺感染症です．死亡率が高いため，疑われたら早期に抗真菌薬による治療が必要です．気道に定着した真菌が気管支壁を貫いて，隣接する肺動脈に浸潤・閉塞し出血性梗塞をきたします．

胸部CT〜病変部位はこう読む〜　第3章

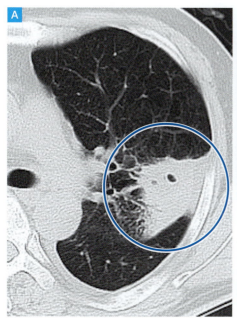 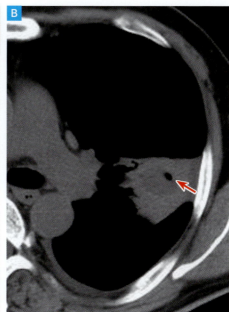

図4 ● 肺真菌症（肺接合菌症）
A：左上葉にくさび形の浸潤影（楔状浸潤影）を認める（〇）
B：浸潤影の内部が壊死し，空洞を認める（➡）

　胸部画像所見には2つのタイプがあり，**血管侵襲性肺アスペルギルス症**と**気道侵襲性アスペルギルス症**があります．

ⓐ 血管侵襲性肺アスペルギルス症

　単発性あるいは多発性の結節影，あるいは楔状の浸潤影を呈します．出血性梗塞を反映し，結節影の周囲に淡い肺野濃度上昇を認めることがあり，halo sign（図5 ➡）とよばれます．

ⓑ 気道侵襲性アスペルギルス症

　単発または多発性の気管支周囲浸潤影を呈します（図6〇）．小葉中心性粒状影を呈する細気管支炎型もあります．急速増大して区域性，大葉性陰影となります．肺膿瘍となり空洞を伴うこともあります．胸部CT所見だけでは他の病原体による気管支肺炎との鑑別は困難です．実臨床では，血中，気管支肺胞洗浄液の$β$-D-glucan，ガラクトマンナン抗原などの補助診断を用いて鑑別をします．

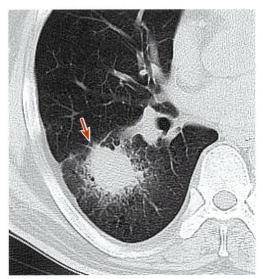 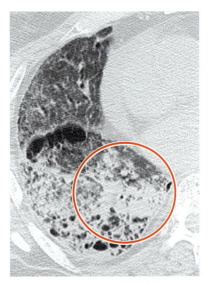

図5 ● 血管侵襲性肺アスペルギルス症
halo sign を認める（→）

図6 ● アスペルギルス気管支肺炎
気管支周囲にコンソリデーションを認める（○）

❷ 慢性肺アスペルギルス症

慢性肺アスペルギルス症は，結核性遺残空洞，気管支拡張症，肺囊胞，肺線維症，塵肺，胸部外科術後肺などの器質的病変にアスペルギルスが定着，増殖することによって生じます．亜急性〜慢性に経過し，根治が困難な病態で長期の抗真菌薬投与が必要となります．単純性肺アスペルギローマ（simple pulmonary aspergilloma：SPA）と慢性進行性肺アスペルギルス症（chronic progressive pulmonary aspergillosis：CPPA）があります．

ⓐ 単純性肺アスペルギローマ（SPA）

器質的肺病変に発症し，1個の空洞に真菌球（図7 →）を呈します．

ⓑ 慢性進行性肺アスペルギルス症（CPPA）

肺に複数の空洞や結節，コンソリデーションを認めます（図8）．空洞は，菌球がある場合もない場合もあります．数カ月単位〜年単位の経過で，進行性に肺が破壊されます．

胸部CT〜病変部位はこう読む〜　**第3章**

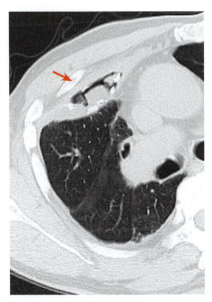

図7● 単純性肺アスペルギローマ（SPA）
肺結核の外科治療後の空洞内に真菌球を認める（→）

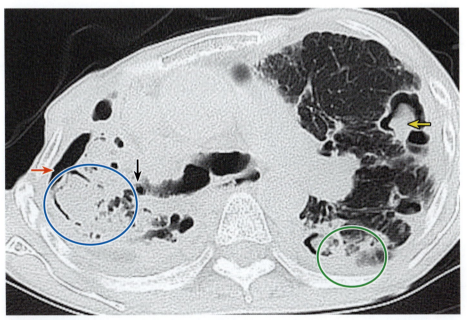

図8● 慢性進行性肺アスペルギルス症（CPPA）
右肺に気管支拡張（→），コンソリデーション（〇），空洞影を認める（→）．
左肺にも複数の空洞と真菌球（→），コンソリデーション（〇）を認める

b. 肺接合菌症

血液疾患患者などの重篤な免疫抑制状態にて発症する肺真菌症です．

画像所見は**侵襲性肺アスペルギルス症に類似しており，多発結節影，楔状浸潤影を呈します**（図4）．

臨床では，侵襲性肺アスペルギルス症との鑑別が問題になりますが，画像所見での鑑別は難しいです．アスペルギルス症と違って，肺接合菌症では β-D-glucan やアスペルギルス抗原が上昇しないことに着目します．

c. 肺クリプトコックス症

鳥類の糞中などで増殖した *Cryptococcus neoformans* が，空気中に飛散したものを経気道的に吸入することで感染します．免疫抑制状態が感染リスクになりますが，健常人にも発症します．無症状で，健康診断の胸部X線で異常陰影として発見される場合も多いです．

胸部CTでは，胸膜直下の孤立性または多発性の境界明瞭な結節影を呈します．浸潤影がみられることもあります（図9）．

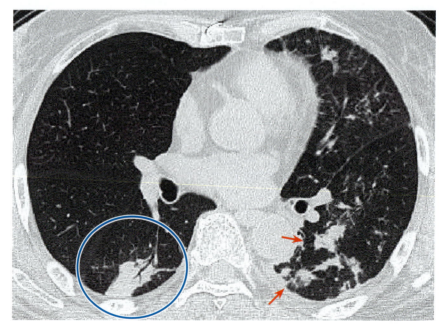

図9 ● 肺クリプトコックス症
左S⁶には境界明瞭な多発結節（→）を認め，右S⁶胸膜直下には浸潤影（○）も確認できる

胸部CT〜病変部位はこう読む〜 **第3章**

4 肺抗酸菌感染症

　　肺抗酸菌感染症の胸部CTでは，粒状影に加え，結節影も呈します．詳細は**第3章-1**をご参照ください．

非感染性病態

　　表2に結節影・腫瘤影を呈する非感染性病態で頻度の高い疾患の一覧を示します．結節影・腫瘤影の形と内部構造，正常肺組織との関係に注目しましょう．

　　成人における非感染性病態の結節影の鑑別診断は肺癌が中心となります．検診における胸部異常陰影で遭遇することの多い単発の結節影の鑑別診断法を最初に解説して，腺癌，扁平上皮癌，小細胞癌の順に説明します．

表2●結節影・腫瘤影を呈する非感染性病態

鑑別診断		
原発性肺癌	肺腺癌	境界明瞭なスリガラス影，血管・気管支の収束
	肺扁平上皮癌	辺縁平滑，分葉状，内部壊死による低吸収域
	小細胞肺癌	肺門の腫瘤，高度に腫大した肺門縦隔リンパ節
肺良性腫瘍		辺縁平滑で境界が明瞭
転移性肺腫瘍		ランダム分布，大小不動の結節
多発血管性肉芽腫症		単発あるいは多発性の結節・腫瘤
サルコイドーシス		微細粒状影により形成される結節・腫瘤
器質化肺炎		多発する結節とコンソリデーション
円形無気肺		肺の末梢，腫瘤への血管・気管支の収縮

1 単発の結節影に関する画像上の分類

　　スリガラス影で形成された結節をスリガラス状結節（ground glass nodule：GGN）といい，軟部組織濃度（縦隔条件でも描出可能）のみで形成された結節を充実型結節（solid nodule）とよびます．**表3**に示すように分類されます．

201

表3 ● 単発の結節影の分類

名称	特徴	対応する図
pure-GGN	スリガラス影のみで形成	図10
part-solid GGN	スリガラス影と一部の軟部組織濃度（縦隔条件でも描出可能）で形成	図11
solid nodule	軟部組織濃度のみで形成	図12

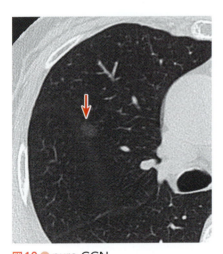

図10 ● pure GGN
スリガラス影のみで形成された結節影（→）

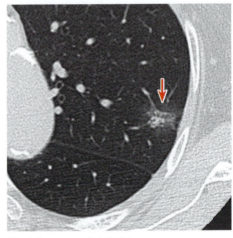

図11 ● part-solid GGN
スリガラス影と一部の軟部組織濃度で形成された結節影（→）

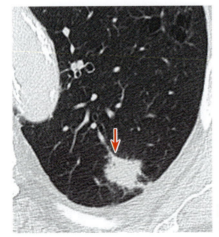

図12 ● solid nodule
軟部組織濃度のみで形成された結節影（→）

a. pure-GGNとpart-solid GGNの良悪性の鑑別法

　　pure-GGNとpart-solid GGNは，まず肺癌を鑑別にあげる必要がありますが，小肺炎などの炎症性変化，器質化肺炎なども鑑別にあがります．肺癌の場合はほとんどが肺腺癌です．pure-GGNとpart-solid GGNの良悪性の鑑別ポイントを表4に示します．どの鑑別ポイントも重要なので覚えておき，悪性を示唆する所見を認める場合は，呼吸器内科への紹介を考えましょう．

　　肺がんCT検診ガイドライン第6版[1]では，表5に示すように，pure GGNとpart-solid GGNについては，15 mm以上であれば確定診断を試み，15 mm未満であれば，3カ月後，12カ月後，24カ月後，36カ月後，48カ月後，60カ月後にHRCTフォローを行うことを推奨しています．フォロー中に濃度上昇や増大があれば確定診断を行います．ただし，part-solid GGNについては，solidの部分が8 mm以上であれば確定診断を推奨しています．

表4 ● pure-GGN，part-solid GGNの良悪性の鑑別ポイント

鑑別ポイント	悪性	良性
周囲の正常肺組織とGGNの関係	境界が明瞭（図13）	境界が不明瞭
胸膜がGGNに引き込まれる像（胸膜嵌入像）	あり（図14 ⇒）	なし
周囲の血管・気管支がGGNに引き込まれる像（収束像）	あり（図14 →）	なし
経過観察（3カ月）による変化	増大，不変	消退

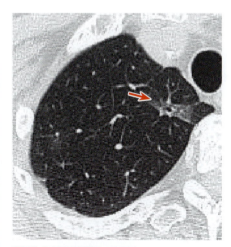

図13 ● 境界明瞭なGGN

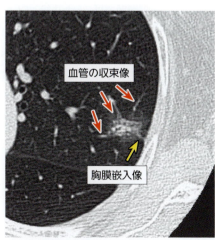

図14 ● 血管の収束と胸膜嵌入像

表5 ● pure GGN と part-solid GGN に対する診断の方針

性状	径		方針
pure GGN	≧ 15 mm		確定診断
	< 15 mm		3カ月後，12カ月後，24カ月後，36カ月後，48カ月後，60カ月後にHRCTフォロー
part-solid GGN	≧ 15 mm		確定診断
	< 15 mm	solid ≧ 8 mm	確定診断
		solid < 8 mm	3カ月後，12カ月後，24カ月後，36カ月後，48カ月後，60カ月後にHRCTフォロー

（文献1を参考に作成）

b. 充実型結節（solid nodule）の良悪性の鑑別法

solid nodule の良悪性の鑑別ポイントを**表6**に示します．いずれも重要な特徴なので暗記しておき，**悪性を示唆する所見が揃っていれば，早期に呼吸器内科に紹介しましょう**．pure GGN や part-solid GGN の画像所見を示す肺癌が**4カ月〜1年単位**で進行するのに対して，solid nodule の画像所見を示す肺癌は**1〜3カ月単位**で早く進行するため注意が必要です．

肺がん CT 検診ガイドライン[1] では，**solid nodule においては 10 mm 以上であれば確定診断を試みる**ことを推奨しています（**表7**）．6〜10 mm 未満では，**喫煙者では** 3カ月後，6カ月後，12カ月後，18カ月後，24カ月後のHRCTフォローを推奨し，**非喫煙者では**，6カ月後，12カ月後，24カ月後のHRCTフォローを推奨しています．そして，24カ月不変であれば，HRCTフォローを終了して，検診機関に戻してよいとしています．ただ，実臨床では，**小細胞肺癌であった場合は進行が速いため，担当医判断で初回は 1.5 カ月後にフォローする**ことは許容されると思います．

表6 ● 充実型結節（solid nodule）の良悪性の鑑別ポイント

鑑別ポイント	悪性	良性
solid noduleの大きさ	大きい（2〜3 cm以上）	小さい
solid noduleの辺縁の特徴	辺縁不整，境界が不明瞭（図16）	辺縁平滑，境界が明瞭（図15）
胸膜がsolid noduleに引き込まれる像（胸膜嵌入像）	あり（図16 ⇨）	なし
周囲の血管・気管支がsolid noduleに引き込まれる像（収束像）	あり（図16 →）	なし
石灰化の有無	なし	あり

＊ pure GGN，part-solid GGNでは，境界明瞭の場合は悪性の可能性が高いが（表4），solid noduleでは，境界明瞭の場合は，良性の可能性が高い．ややこしいので注意．

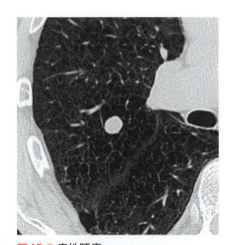

図15 ● 良性腫瘍
境界明瞭で辺縁平滑な結節

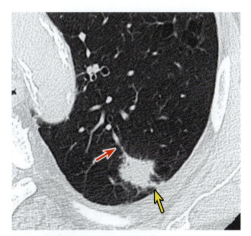

図16 ● 肺腺癌
辺縁が不整で，境界不明瞭で，血管の収束像（→）と胸膜嵌入像（⇨）を認める

表7 ● solid noduleの診断の方針

性状	径		方針
solid nodule	≧10 mm		確定診断
	<10 mm	喫煙者	3カ月後，6カ月後，12カ月後，18カ月後，24カ月後にHRCTフォロー
		非喫煙者	6カ月後，12カ月後，24カ月後にHRCTフォロー

（文献1を参考に作成）

2 原発性肺癌

a. 肺腺癌

　肺腺癌は，前述で示したpart-solid GGNのように初期は境界が明瞭なスリガラス影を呈することが多く，進行すると濃い部分が増えて，境界不明瞭，**胸膜嵌入像**（図16⇨），**血管の収束像**（図16➡）**・気管支の収束像**を伴った結節影になります．

b. 肺扁平上皮癌

　肺扁平上皮癌は，喫煙者に発症し，**辺縁が比較的平滑で分葉状の形態を呈します**（図17〇）．周囲の血管・気管支に対し圧排性に発育し，収束を認めません．**内部に壊死による低吸収域を認めることが多い**です．内部の壊死物質が喀出されると空洞を伴います．

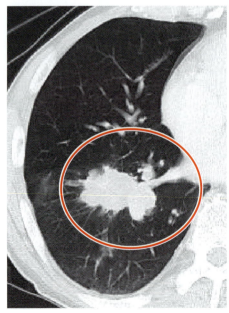

図17● 肺扁平上皮癌
辺縁が比較的平滑で分葉状の腫瘤（〇）を呈する

c. 小細胞肺癌

　小細胞肺癌は，喫煙者に発症し，悪性度が高く進行が速いです．**中枢に発症し，肺門型の肺癌を呈することが多いです**．早期からリンパ行性に進展し，診断時には，**高度に腫大した縦隔肺門リンパ節を認めます**（図18）．

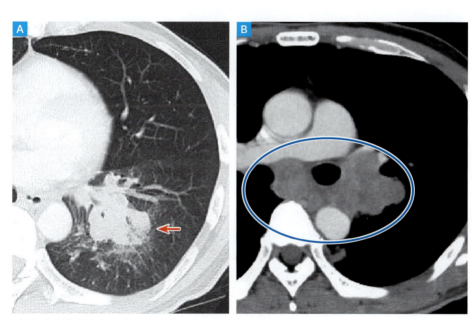

図18 ● 小細胞肺癌
A：肺野条件．左下葉の中枢側に原発単と考えられる腫瘤を認める（→）
B：縦隔条件．高度に腫大した肺門縦隔リンパ節を認める（○）

3 転移性肺腫瘍

　転移性肺腫瘍は，原発腫瘍から切り離された腫瘍断片が運ばれて，離れた部位に増殖した状態です．肺は転移をきたす部位として最も多く，あらゆる原発巣が原因となる可能性があります．**ほとんどが血行性（肺動脈）転移で，ランダム分布をとります**（図19）．多発性に大小不同の結節影が肺野に出現しますが，単発の場合もあります．リンパ行性に進展する場合もあり，癌性リンパ管症とよばれます（詳細は**第3章-3**で解説）．

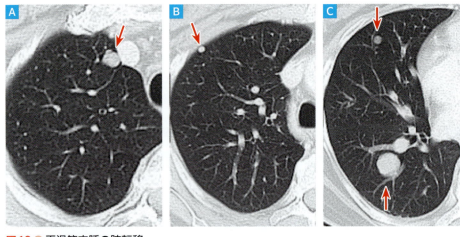

図19 ● 平滑筋肉腫の肺転移
大小不同の多発結節影（➡）を認める．血行性転移を反映しランダム分布をとる．

4 多発血管性肉芽腫症

　以前はWegener肉芽腫症とよばれていましたが，現在は名称が変わり，多発血管性肉芽腫症（granulomatosis with polyangitis：GPA）とよばれます．ANCA関連の壊死性肉芽腫性血管炎で，上気道，肺，腎に病変が好発します．
　胸部CTでは，単発，あるいは多発性の結節や腫瘤を認め（図20○），気管支血管束に沿って分布します．空洞を伴うこともあります．血管炎による肺胞出血を伴った場合，浸潤影やスリガラス影も呈します．

5 サルコイドーシス

　サルコイドーシスは，多臓器における非乾酪性肉芽腫を特徴とする原因不明の肉芽腫性疾患です．sarcoid galaxy signとよばれる，無数の微細粒状影により形成される結節・腫瘤を呈する（図21○）場合があります．詳細は，第3章-3で解説します．

第3章 胸部CT〜病変部位はこう読む〜

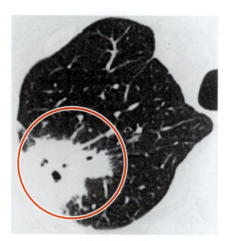

図20 ● 多発血管性肉芽腫症
（文献2を改変して転載）

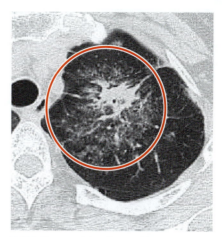

図21 ● sarcoid galaxy sign
左上葉に辺縁不整な結節影を認め，周囲に微細粒状影が存在する（◯）

6 円形無気肺

　円形無気肺は，**画像上円形または類円形の腫瘤状陰影を示す末梢無気肺**です．胸水の貯留や胸膜肥厚に伴う胸膜の線維化と収縮の結果で生じると考えられています．石綿（アスベスト）による良性石綿胸水に続いて起こることが多いです．**腫瘤への肺血管・気管支の円弧状の収束像が特徴的**で，彗星が尾を引くような形なので，comet tail sign（図22 →）とよばれます．

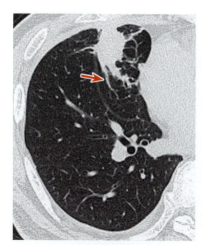

図22 ● 円形無気肺
（comet tail sign）

確認問題

Q.1 73歳男性．急性リンパ性白血病に対して化学療法を開始．好中球減少中に発熱を認め，全身CTを施行したところ，新規の胸部異常陰影が出現しました．胸部CTからあがる鑑別診断を述べてください．

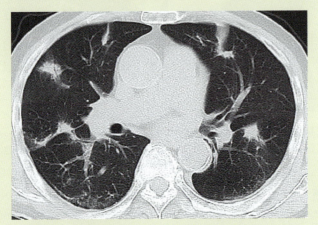

73歳男性，胸部CT

〈解説〉　両肺に多発する結節影を認めており（図23），感染性病態としては，敗血症性塞栓，侵襲性肺アスペルギルス症，肺接合菌症が鑑別にあがります．非感染性病態としては，薬剤性や血液疾患に続発した器質化肺炎も鑑別にあがると考えられます．

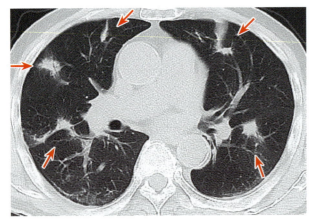

図23 ● 胸部CT：侵襲性肺アスペルギルス症

第3章 胸部CT〜病変部位はこう読む〜

　本症例は，血清アスペルギルス抗原が上昇しており，CTガイド下肺生検を施行したところ，アスペルギルスを示唆する糸状菌を認めました．侵襲性肺アスペルギルス症の診断となり，ボリコナゾール（ブイフェンド®）を開始し，改善を得ました．

A.1 感染性病態　　：敗血症性塞栓，侵襲性肺アスペルギルス症，肺接合菌症
　　　非感染性病態：器質化肺炎（薬剤性などの続発性を含む）
　　　→最終診断：侵襲性肺アスペルギルス症

Q.2 55歳男性．糖尿病で治療中．発熱と咳嗽で受診．胸部CTから鑑別診断をあげてください．

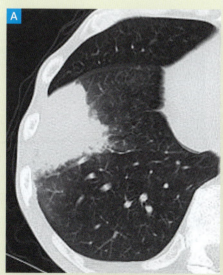
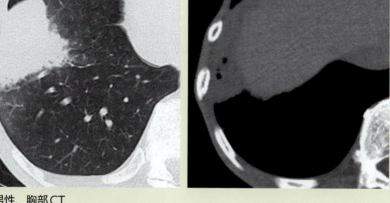

55歳男性，胸部CT

〈解説〉　右下葉末梢に楔状の腫瘤影（図24A ○）を認めています．**一部内部にairを認め，壊死による空洞**が示唆されます（図24B →）．

　感染性病態としては，肺膿瘍を疑います．また結核も一応鑑別にあげますが，**結核にしては，周囲の小葉中心性粒状陰影が乏しい**と考えられます．

　非感染性病態としては，肺癌をあげる必要がありますが，周囲の血管や気管支の収束像は乏しく，辺縁は不明瞭ながらも比較的辺縁は直線的で，扁平上皮癌に見られるような分葉状ではなさそうです．空洞を伴う腫瘤ということで多発血管性肉芽腫症（GPA）も，鑑別にあがると思います．

　本症例は，気管支鏡検査にて*Streptococcus milleri*を検出し，肺膿瘍の診断となりました．悪性所見はありませんでした．アンピシリンスルバクタムを継続し，改善しました．

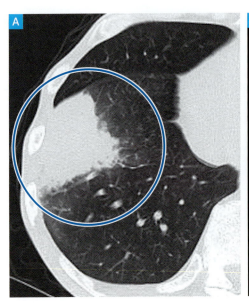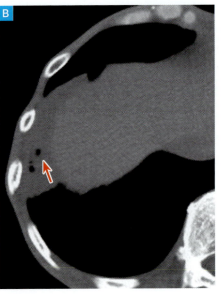

図24 ● 胸部CT：肺膿瘍

A.2　感染性病態　：肺膿瘍，結核
　　　非感染性病態：肺癌，多発血管性肉芽腫症（GPA）
　　　　→最終診断：肺膿瘍

第3章 胸部CT〜病変部位はこう読む〜

Q.3 85歳女性．受動喫煙あり．胸部異常陰影を指摘され，呼吸器内科外来受診．胸部CTから，良性か悪性かを考察してください．

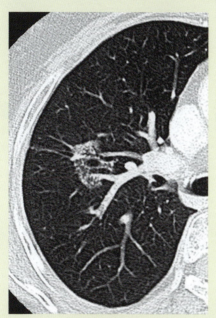

85歳男性，胸部CT

〈解説〉 S⁴に長径25 mmのpart-solid GGNを認めます（図25A◎）．GGNの境界は明瞭で，solidと考えられる濃厚な部分（図25A➡）があります．周囲血管の収束像（図25➡）も認めます．以上のことから肺癌の可能性が高いと考えられます．

　本症例は気管支鏡検査を一度施行しましたが，悪性所見が得られず，高齢者であることや，患者さんの希望もあり，いったん外来フォローの方針となりました．その後，数カ月から半年ごとのフォローとなりましたが，初診時のCTと4年後のCTを次に提示します（図25B）．**長計25 mm→30 mmに増大し，血管の収束像や胸膜嵌入像が目立ってきています**（図25➡）．solidの部分も増加しています．2回目の気管支鏡検査にて肺腺癌の診断となりました．高齢者であること，進行が遅いこと，本人の希望もあり，無治療経過観察となっています．

　本症例のようにスリガラス影が主体の肺癌は，4年の経過でもわずかな増大しか見ないケースがあります．

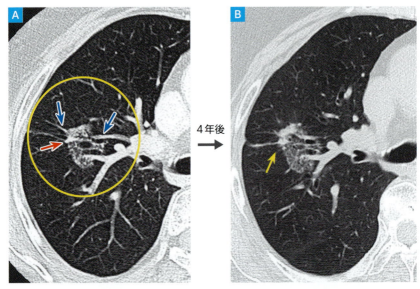

図25 ● 胸部CT：肺腺癌
A：受診時．solidと考えられる濃厚な部分（→）と血管収束像（→）を認める
B：4年後．胸膜嵌入像が目立つ（→）

A.3 悪性：肺腺癌

〈文献〉
1）日本CT検診学会：肺がんCT検診ガイドライン
　https://www.jscts.org/index.php?page=guideline_index（2024年10月閲覧）
2）木村正剛, 他：Wegener肉芽腫症の胸部画像所見—CTによる経過観察を中心に—. 日本呼吸器学会雑誌, 40：171-176, 2002
3）「胸部のCT第4版」（村田喜代史, 他/編），メディカル・サイエンス・インターナショナル, 2018
4）「胸部 画像診断の勘ドコロNEO」（髙橋雅士/編），メジカルビュー社, 2023

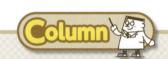

❼ 肺癌と結核の鑑別診断で大切なこと

呼吸器診療において，**肺癌と結核は重大な疾患**であり，見逃さないように心がけることが重要です．肺癌は診断が遅れると予後不良となる疾患であり，結核は診断が遅れると周囲への二次感染をきたします．

結核については，S^1，S^2，S^6に小葉中心性の粒状影，結節影を呈するなどの特徴を解説しました（第3章-1）．しかし，**結核は，肺癌を疑うような結節影（結核腫），細菌性肺炎を疑うような大葉性肺炎（結核性肺炎）**など，多彩な陰影を呈します．

肺癌においても，細菌性肺炎様の陰影を呈する場合（浸潤性粘液性肺腺癌）や，肺炎のなかに肺癌が混在していることもあり，**特に高齢喫煙者の肺炎では，肺癌の合併がないかを気にかけておく**ことが大切です．

ただし，あらゆる胸部異常影に対して，結核や肺癌という鑑別診断を，並列の位置づけで，漠然とあげてしまうことも問題があると思います．**鑑別診断は羅列するのではなく，重みづけをすることで，優先度の高い検査を行うことができ，結核や肺癌の早期診断をすることができる**からです．例えば，明らかに肺癌を疑うような大きな腫瘤とリンパ節腫脹がある症例に対して，気管支鏡検査やPET-CT検査を行わずに，結核に対して行う3回喀痰抗酸菌塗抹検査を行って培養の結果を待ったりしていると，診断の遅れが生じます．

胸部画像の読影力を向上させて，**結核や肺癌を鑑別診断していく際に，適切な重みづけができるようになれば**，臨床医として大きな武器になると思います．

3 びまん性陰影
〜スリガラス影と粒状影のどちらが主体か考える〜

読影のコツ

- びまん性陰影では，スリガラス影と粒状影のどちらが主体かで鑑別診断を分けて考える．
- 免疫抑制患者におけるびまん性スリガラス影では，感染性病態としてニューモシスチス肺炎とサイトメガロウイルス肺炎をあげておく．
- びまん性粒状影では，小葉との関係（ランダム分布，リンパ路性分布，小葉中心性分布）を評価することで，鑑別診断に重みづけをする．
- 中枢側の気管支拡張と内部の粘液栓を認めたら，アレルギー性気管支肺アスペルギルス症を鑑別診断にあげる．

鑑別診断のフローチャート①

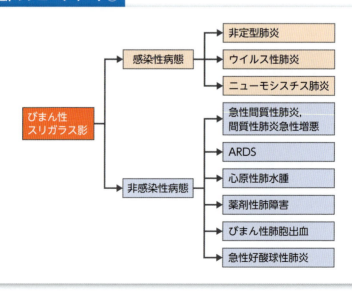

第3章 胸部CT〜病変部位はこう読む〜

鑑別診断のフローチャート②

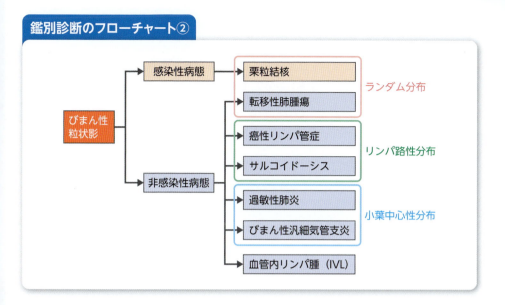

鑑別診断のフローチャート③

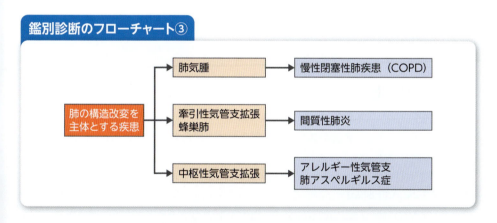

はじめに

　びまん性陰影は，スリガラス影，粒状影，構造改変（肺気腫，気管支拡張，蜂巣肺）を主体とする疾患の3つに分けて説明します．

　びまん性陰影の読影においては，小葉との関係を理解することが重要であり，基本的には，HRCT（スライス厚2 mm以下）の作製を放射線技師に依頼しましょう．

びまん性スリガラス影

びまん性スリガラス影を認めたら，ここでもほかと同じように，感染性，非感染性の鑑別診断をあげていきましょう．まず感染性病態から解説します（**表1**）．

 感染性病態

表1 ● びまん性スリガラス影を呈する感染性病態の鑑別診断

鑑別診断		特徴
非定型肺炎	マイコプラズマ肺炎など	気管支肺炎，両肺のスリガラス影
ウイルス性肺炎	COVID-19	両側および肺野抹消のスリガラス影，crazy paving appearance，コンソリデーション
	インフルエンザウイルス肺炎	両肺のスリガラス影
	サイトメガロウイルス肺炎	両肺のスリガラス影・コンソリデーション・結節影の複数が混在
ニューモシスチス肺炎	HIV感染者	びまん性スリガラス影
	非HIV感染者	びまん性スリガラス影，嚢胞

a. 非定型肺炎

マイコプラズマ肺炎は，第3章-1で説明したように気管支肺炎パターンをとることが多いですが，**両肺のスリガラス影を呈する場合もあります**（図1）．詳細は前述した通りです．

b. ウイルス性肺炎

COVID-19（coronavirus disease 2019）は，コロナウイルスの一種であるsevere acute respiratory syndrome coronavirus 2（SARS-CoV-2）による感染症です．2020年3月に世界保健機関（WHO）がパンデミックを宣言し世界的に流行しました．2023年5月にWHOは緊急事態宣言を終了しましたが，2025年3月現在でも周期的な流行をくり返しています．当初みられた深刻な肺炎から，上気道炎を主体としたものに変化しましたが，特に高齢者，基礎疾患がある方，免疫不全者など重症化リスク患者，ワクチン未接種者においては，肺炎に進展します．よって市中肺炎を見る際にCOVID-19は必ず鑑別にあげる必要があります．

胸部CT〜病変部位はこう読む〜　第3章

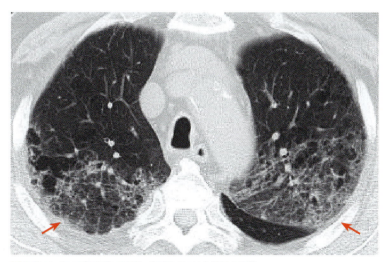

図1● マイコプラズマ肺炎（両肺のスリガラス影）
肺気腫をベースとした肺において，両肺のスリガラス影（→）を呈している

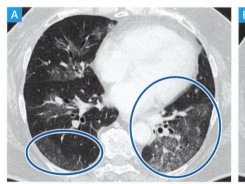
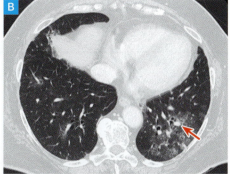

図2● COVID-19肺炎 1
A：両側の肺野末梢を主体にスリガラス影を認める（○）
B：病変内部の血管影が太くなっており，vascular thickeningを認める（→）

　COVID-19による肺炎の典型的な所見としては，**両側性および肺野末梢のスリガラス影，コンソリデーション**があげられます（**図2A**）．**内部に線状影や網状影を呈するcrazy-paving pattern（詳細は後述）を伴います**（**図3○**）．病変周囲の血管影が太くなることも報告されており，**vascular thickening**とよばれています（**図2B →**）．進行すると，病変の内部濃度は上昇し，**コンソリデーション**を呈します（**図4○**）．

219

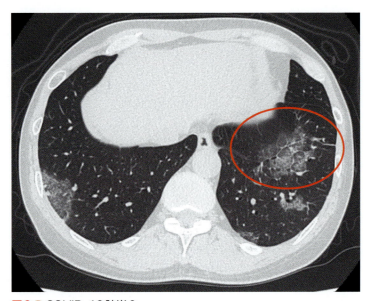

図3● COVID-19肺炎2
スリガラス影内部にcrazy-paving patterを認める（〇）

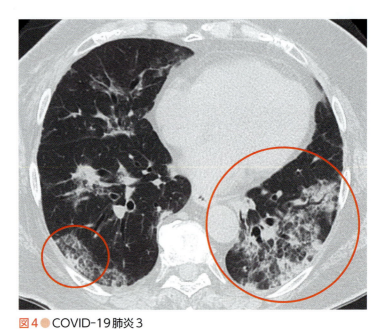

図4● COVID-19肺炎3
図2Aから1週間経過時のCT像．コンソリデーションを呈している（〇）

第3章 胸部CT〜病変部位はこう読む〜

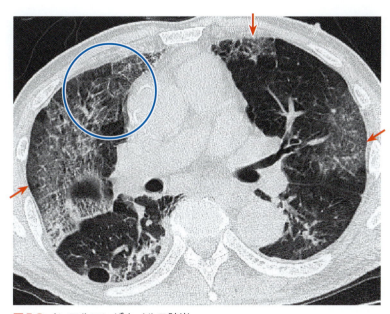

図5● インフルエンザウイルス肺炎
両肺のスリガラス影（→）とcrazy-paving pattern（◯）を認める

　その他のウイルス性肺炎の原因ウイルスとしては，インフルエンザウイルスやサイトメガロウイルスがあります．これらのウイルス性肺炎の典型的所見は，COVID-19と類似しており，**両肺のスリガラス影であり，内部に線状影や網状影を呈するcrazy-paving patternを伴います**（図5）．ただし，気管支壁肥厚や小葉中心性の淡い粒状影を認め，気管支肺炎のパターンを呈することもあります．

　サイトメガロウイルス肺炎は，免疫抑制患者に発症する重要な呼吸器感染症です．サイトメガロウイルス肺炎では，**スリガラス影に加えて，コンソリデーションや結節が並存することが多いです**[1]（図6）．分布は下肺優位を呈します．

* crazy-paving pattern（クレイジーペイビングパターン）

　crazy-paving patternとは，**スリガラス影内部に線状もしくは網状影が，ネットワーク状に重なって認められる所見**（図7）です．crazy-paving（不揃いな敷石やタイルによる舗装面）に似ていることに由来します．一般的には，**肺胞蛋白症，ニューモシスチス肺炎，間質性肺炎急性増悪，ウイルス性肺炎**などで認めるとされてきました．しかし，crazy-paving patternを認める疾患は当初考えられていたよりも多いことが判明し，近年では非特異的所見と考えられています．

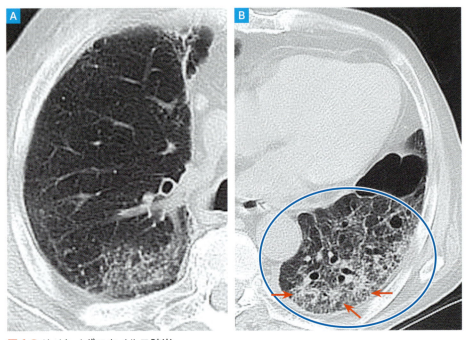

図6 ● サイトメガロウイルス肺炎
左下葉主体にスリガラス影（◯）とコンソリデーション（→）を認める

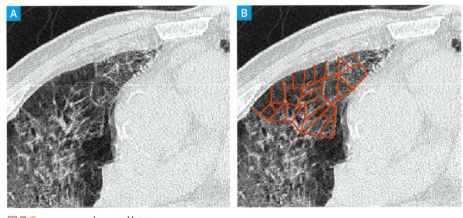

図7 ● crazy-paving pattern

c. ニューモシスチス肺炎（PCP）

　ニューモシスチス肺炎（*Pneumocystis jirovecii pneumonia*：PCP）は，*Pneumocystis jirovecii*による肺炎で，HIV感染者，移植患者，免疫抑制薬を投与中の患者など，免疫不全者に発症する呼吸器感染症です．近年，各種疾患に免疫抑制薬や抗がん剤の使用頻度が増えるとともに増加しており，死亡率が高いため早期診断と治療が重要な疾患です．画像所見に加え，β-D-glucanが補助診断に有用です．

　典型的には中枢優位，上葉優位の両側びまん性スリガラス影です（図8）．病変部（スリガラス影）と，非病変部（正常肺）の境界が明瞭に区切られて，パッチワーク状に存在する所見（**モザイクパターン**）を認めます（図9➡）．**内部にcrazy-paving patternを認める場合もあります**．また，HIV感染者では嚢胞を認めます．

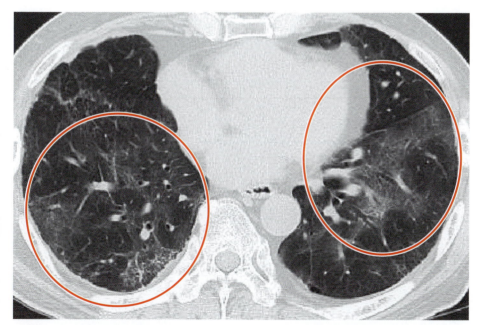

図8●ニューモシスチス肺炎1
肺癌患者に発症したニューモシスチス肺炎の症例で，両肺にスリガラス影（〇）を呈している

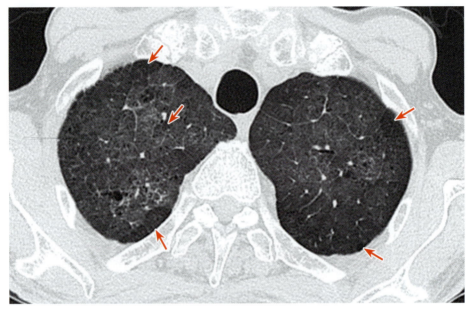

図9 ● ニューモシスチス肺炎 2
メトトレキサート内服中のリウマチ患者に発症したニューモシスチス肺炎の症例．モザイクパターン（→）を認める．

非感染性病態

次に表2に沿って非感染性病態の鑑別診断を解説します．

表2 ● びまん性スリガラス影を呈する非感染性病態の鑑別診断

鑑別診断		特徴
急性間質性肺炎（AIP）間質性肺炎急性増悪		びまん性スリガラス影，コンソリデーション
急性呼吸窮迫症候群（ARDS）		両肺のスリガラス影，背側のコンソリデーション
心原性肺水腫		心拡大，中枢優位のスリガラス影，コンソリデーション，気管支血管束肥厚，随伴する胸水や葉間胸膜肥厚
薬剤性肺炎	間質性肺炎型	AIP/DADパターン，COPパターン，NSIPパターン，HPパターンの4つの臨床病型
	好酸球性肺炎型	末梢優位のスリガラス影，コンソリデーション
びまん性肺胞出血		肺門から両肺に拡がるスリガラス影
急性好酸球性肺炎		びまん性のスリガラス影と小葉間隔壁肥厚

a. 急性間質性肺炎（AIP），間質性肺炎急性増悪

　急性間質性肺炎（acute interstitial pneumonia：AIP）は，基礎疾患がなく肺野に慢性間質性肺炎を伴わない患者に発症する，原因不明の急性進行性間質性肺炎です．病理組織学的に，びまん性肺胞障害（diffuse alveolar damage：DAD）を呈します．低酸素血症が急激に進行する予後不良の疾患です．

　胸部CTでは，**両肺にびまん性に広がるスリガラス影やコンソリデーションを呈します．経過とともに，気管支拡張や容積減少も出現してきます**．これらの画像所見を，AIP/DADパターンとよぶこともあります．

　間質性肺炎急性増悪は，特発性肺線維症などの慢性間質性肺炎の経過中に，両肺野に浸潤影が出現して，急速な呼吸不全の進行がみられる病態です．特発性肺線維症の急性増悪は死亡率50％程度で予後不良の病態です．

　胸部CTでは，特発性肺線維症などの**既存の間質性肺炎の病変に加わって，新規のびまん性のスリガラス影**（図10 ○）**やコンソリデーションなどを呈します**．病理学的には，DADや器質化肺炎（OP）が加わるとされます．

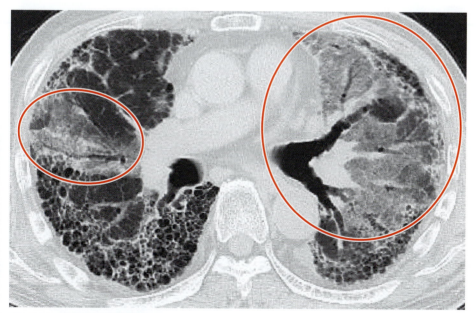

図10 ● 間質性肺炎急性増悪
既存の間質性肺炎病変に加わった新規のびまん性スリガラス影（○）を認める

225

b. 急性呼吸窮迫症候群（ARDS）

　急性呼吸窮迫症候群（acute respiratory distress syndrome：ARDS）は，敗血症や重症肺炎，多発外傷などの種々の病態を誘因として発症し，肺の急性炎症とそれに伴う肺毛細血管内皮の透過性亢進を特徴とします．ARDSの診断は，Berlin定義に基づき，①急性発症，②胸部画像で両側性陰影，③左心不全のみで病態を説明できない，④低酸素血症のすべてを満たすことが条件となります[2]．

　典型例では，両肺のスリガラス影（図11 →）**と，背側のコンソリデーション**（図11 ○）**を特徴**とします．経過中に気管支拡張や囊胞状の線維化像を伴ってきます．

c. 心原性肺水腫

　心原性肺水腫では，心拡大，**中枢優位のスリガラス影**（図12A ○）やコンソリデーション（図12B ○），**気管支血管束の肥厚**（図12B →），**平滑な小葉間隔壁肥厚**（図12A →）を認めます．葉間胸膜の肥厚（図12A ⇨）や，胸水貯留（図12B →）も並存することが多いです．

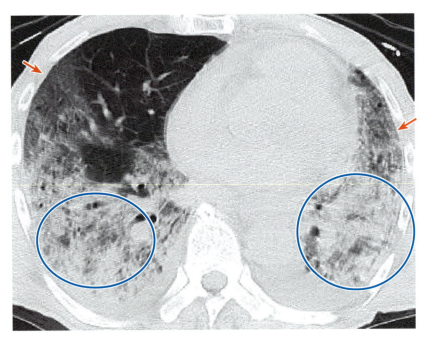

図11● 急性呼吸窮迫症候群（ARDS）
両肺のスリガラス影（→）と，背側のコンソリデーション（○）を認める

胸部CT〜病変部位はこう読む〜 第3章

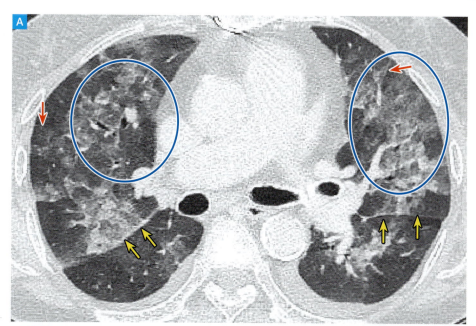

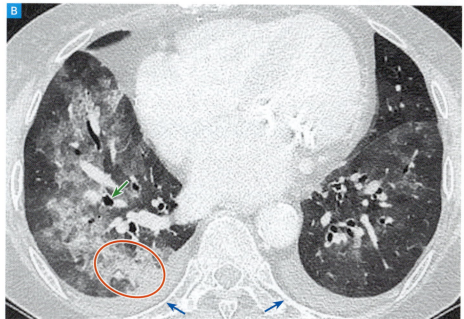

図12 ● 心原性肺水腫
A：中枢優位のスリガラス影（○），平滑な小葉間隔壁肥厚（→），葉間胸膜の肥厚（→）を認める
B：コンソリデーション（○），気管支血管束の肥厚（→），胸水貯留（→）を認める

d. 薬剤性肺障害

　薬剤性肺障害とは，薬剤を原因とする肺障害です．すべての薬剤が薬剤肺障害を起こす可能性があり，診断のためには，まず疑うことが重要です．薬剤性肺障害の約半数は投与開始後60日以内に発症しますが，約10％が1年以上たって発症するため，長期投与されている薬剤も被疑薬となりえます[3]．また，本邦の調査では，原因薬剤の約50％が抗悪性腫瘍薬，14％が抗リウマチ薬，10％が漢方薬であり，そのほか抗不整脈薬と抗菌薬が5％ずつであり，これらの薬剤使用中には特に注意が必要です[3]．

　薬剤性肺障害は**胸部CT所見により，臨床病型が分けられ，表3に示すように薬剤によって報告の多いパターンがあります**．AID/DADパターンの例を**図13**に示します．薬剤が起こす臨床病型については，薬剤の添付文書，日本呼吸器学会による「薬剤性肺障害の診断・治療の手引き 第2版2018」[4] に記載されています．また，文献ベースで薬剤性肺障害の臨床病型の情報を記載しているpneumotox on line（https://www.pneumotox.com）というサイトも参考になります．

　薬剤性肺障害の診断は，①原因となる薬剤の接種歴があること，②当該薬剤による類似した臨床病型の報告がある，③他疾患の否定，④薬剤の中止で改善の4つを満たすことにより行います．治療の原則は原因薬剤の中止です．中止しても改善しない場合は，副腎皮質ステロイドの使用を考慮します．

表3 ● 薬剤性肺障害の画像パターン

パターン	原因薬剤
急性間質性肺炎／びまん性肺胞障害（AIP/DAD）パターン	アミオダロン，ゲフィチニブ，エルロチニブ，メトトレキサートなど
特発性器質化肺炎（COP）パターン	ブレオマイシン，メトトレキサート，アミオダロン，サラゾスルファピリジン，免疫チェックポイント阻害薬など
非特異性間質性肺炎（NSIP）パターン	アミオダロン，メトトレキサート，ペニシラミン，金製剤など
過敏性肺炎（HP）パターン	ゲフィチニブなど
好酸球性肺炎（EP）パターン	アミオダロン，NSAIDs，ミノマイシンなど

（文献3を参考に作成）

第3章　胸部CT～病変部位はこう読む～

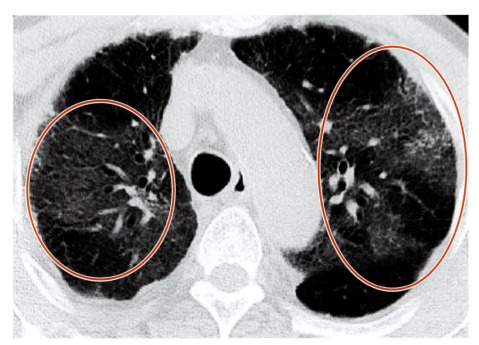

図13 ● 芍薬甘草湯による薬剤性肺炎（AIP/DADパターン）
両肺に拡がるスリガラス影（○）を認める

e. びまん性肺胞出血

　びまん性肺胞出血は，重症の呼吸不全を呈する病態です．さまざまな原因により肺胞毛細血管や肺動静脈に障害をきたし，肺胞腔内に血液が充満する病態です．代表的なものは全身性エリテマトーデス（SLE），ANCA関連血管炎，Goodpasture症候群に関連したびまん性肺胞出血です．気管支鏡検査にて，気管支肺胞洗浄（50 mL×3回）を行い，気管支肺胞洗浄液の色が，1回目から3回目にかけて，出血による赤色が濃くなることで，びまん性肺胞出血と診断します．

　胸部CTでは，**肺門から両肺に拡がる斑状，ないし微細粒状，結節状のスリガラス影，浸潤影を呈します**（図14）．胸膜直下はスペアされる（＝正常に保たれる）ことが多いです．

f. 急性好酸球性肺炎

　慢性好酸球性肺炎とあわせて**第3章-1**で記載しましたが，びまん性のスリガラス影と小葉間隔壁肥厚を呈します．詳細は前述した通りです．

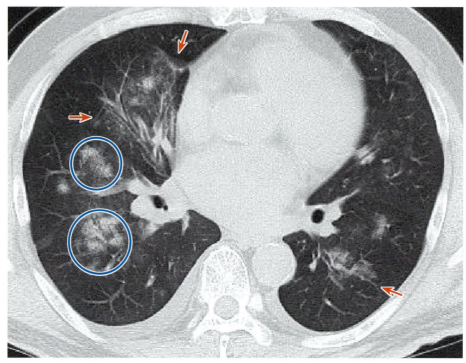

図14● びまん性肺胞出血
Goodpasture症候群による肺胞出血で，肺門から両肺に広がる斑状，結節状のスリガラス影（→）と浸潤影（○）を呈している

びまん性粒状影

1 感染性病態

びまん性粒状影を見て考えられる感染性病態は，粟粒結核を理解しておきましょう（表4）．

表4● びまん性粒状影における感染性病態の鑑別診断

鑑別診断	特徴
粟粒結核	ランダム分布のびまん性粒状影

第3章 胸部CT〜病変部位はこう読む〜

● 粟粒結核

　粟粒結核とは播種型結核ともよばれ，血行性に散布した2つ以上の臓器に病変が生じた結核をいいます．基礎疾患として，膠原病，ステロイド投与患者，HIV感染者などが多いですが，重篤な基礎疾患がない高齢者でも発症します．原因不明の発熱や胸部陰影から疑います．

　胸部CTでは，**血行性散布巣を反映し，ランダム分布のびまん性粒状影（図15 ○）**を認めます．粒状影が，胸膜直下（図15 →）や葉間胸膜にも及ぶことが特徴です．

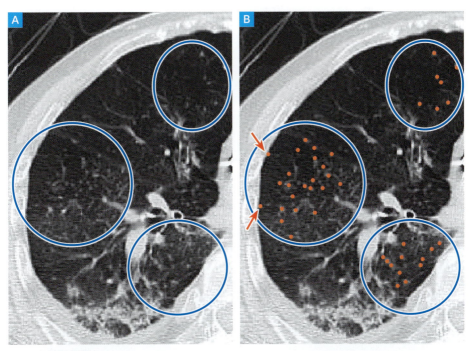

図15 ● 粟粒結核
ランダム分布のびまん性粒状影（B：○内の●）を認める．粒状影は胸膜直下（→）にも確認できる

2 非感染性病態

非感染性病態の鑑別診断を表5に沿って見ていきましょう．

表5 ● びまん性粒状影における非感染性病態の鑑別診断

鑑別診断	特徴
転移性肺腫瘍	ランダム分布，びまん性粒状影
癌性リンパ管症	リンパ路性分布，粒状影，不整な小葉間隔壁肥厚
サルコイドーシス	リンパ路性分布，粒状影，中枢の気管支血管束肥厚
過敏性肺炎	びまん性の小葉中心性の淡い粒状影
びまん性汎細気管支炎（DPB）	小葉中心性の粒状影とそれにつながる線状影，気管支拡張
血管内リンパ腫（IVL）	びまん性の淡い粒状影，スリガラス影

a. 転移性肺腫瘍

甲状腺腫瘍の肺転移や，肺腺癌の肺内転移は，**ランダム分布のびまん性粒状影を呈します**（図16）．

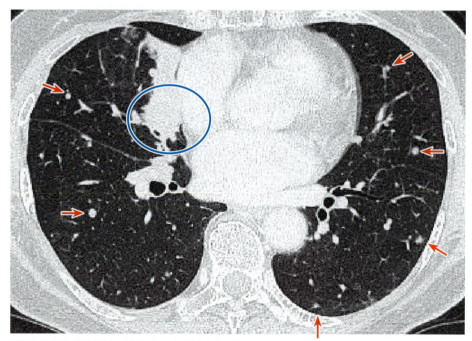

図16 ● 転移性肺腫瘍（肺腺癌の多発肺内転移）
右中葉に原発巣と思われる腫瘤影（○）を認め，両肺野にランダム分布で多発する粒状影（→）を認める

b. 癌性リンパ管症

　癌性リンパ管症は，癌細胞が肺内のリンパ管に進展した状態です．原発巣としては，胃癌，肺癌，乳癌などが多く，ほとんどが腺癌です．

　胸部CT（図17）では，**結節状や不整な小葉間隔壁肥厚（──），気管支血管束肥厚（◎），小葉中心性粒状影（•）**を認め，リンパ路性分布を呈します．

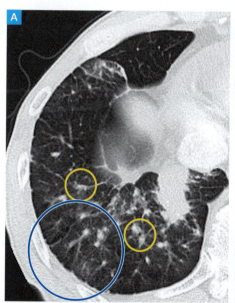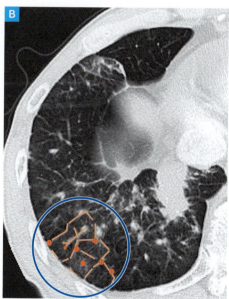

図17● 癌性リンパ管症（肺癌）

c. サルコイドーシス

　サルコイドーシスは多臓器に非乾酪性肉芽腫を呈する原因不明の肉芽腫性疾患です．全症例の90％以上で，肺および縦隔肺門リンパ節が侵されます．

　まず，縦隔肺門リンパ節腫脹が第一の特徴になります．肺野病変はさまざまな所見を呈しますが，基本的には**リンパ路性分布の境界明瞭な粒状影（図18, 19○）や小葉間隔壁肥厚（図19▶）**を呈します．中枢側では気管支血管束の肥厚を認め（図18➡），肺野病変は上肺野に認めることが多いです．無数の微細な粒状影が集合して，辺縁不整な1cm以上の結節影や腫瘤影を呈し，これをsarcoid galaxy sign（図20○）とよびます．慢性化すると線維化が起こり，上葉優位の気管支拡張や，囊胞性変化を呈します．

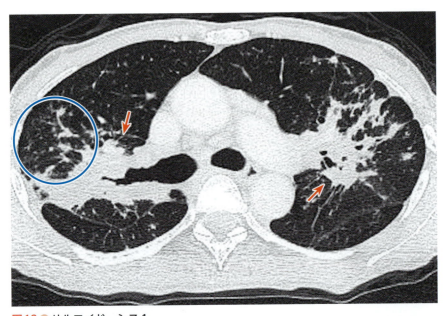

図18● サルコイドーシス1
リンパ路性分布の境界明瞭な粒状影（○）と，中枢側に気管支血管束の肥厚（→）を認める

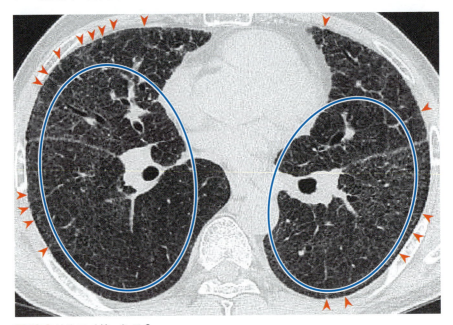

図19● サルコイドーシス2
リンパ路性分布の境界明瞭な粒状影（○）と小葉間隔壁肥厚（▶）を認める

第3章 胸部CT〜病変部位はこう読む〜

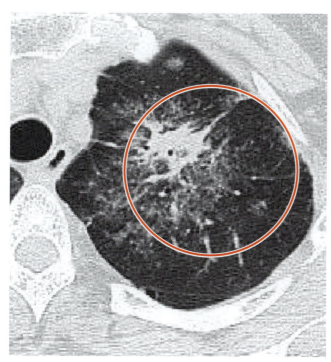

図20 ● sarcoid galaxy sign

d. 過敏性肺炎

　過敏性肺炎は，種々の吸入抗原により感作されて生じるアレルギー性の肺炎です．歴史的に臨床経過から，急性，亜急性，慢性に区別されていましたが，線維化（＝正常組織が線維性組織に置き換えられて硬くなること）の有無が予後と関連することから，線維性と非線維性に分類されるようになりました．日本で多い抗原としては，急性（非線維性）では，トリコスポロンアサヒによる夏型過敏性肺炎，慢性（線維性）では鳥関連過敏性肺炎が多いとされます．夏型過敏性肺炎は夏〜秋にかけて発症することが多く，鳥関連過敏性肺炎は冬に発症あるいは悪化することが多く，季節性があります．

　非線維性過敏性肺炎（急性過敏性肺炎）の胸部CT所見は，**びまん性の小葉中心性粒状影**（図21 ○），**スリガラス影**（図21 →）**を認めます．粒状影は淡く辺縁不明瞭**なのが特徴です．スリガラス影と正常肺がパッチワーク状に存在する，モザイクパターンを認めます（図22）．

　線維性過敏性肺炎は，次項「肺の構造改変を主体とする疾患」（p.239）で解説します．

235

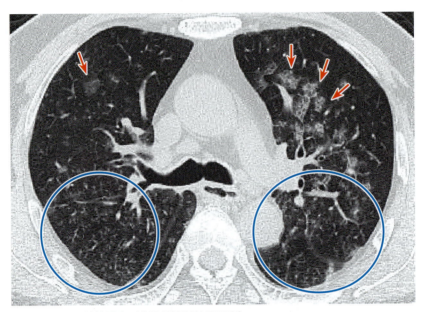

図21● 急性過敏性肺炎（非線維性過敏性肺炎）
羽毛布団が原因となり発症した鳥関連過敏性肺炎の症例．びまん性の小葉中心性粒状影（〇），スリガラス影（→）を認める

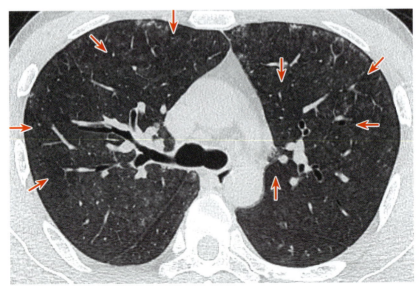

図22● モザイクパターン
スリガラス影と正常肺（→）がパッチワーク状に存在する

e. びまん性汎細気管支炎（DPB）

　びまん性汎細気管支炎（diffuse panbronchiolitis：DPB）は，両側びまん性の呼吸細気管支領域の慢性炎症を特徴とする疾患です．マクロライド少量長期投与が有効で，発症早期であるほど高い臨床的効果が得られます．

　胸部CTでは，**小葉中心性に分布するびまん性粒状影**（図23〇）と，それにつながる線状影（図23⇒）を呈します．進行に伴い，末梢気道閉塞による過膨張所見や，中枢の気管支拡張（図23→）が出現します．

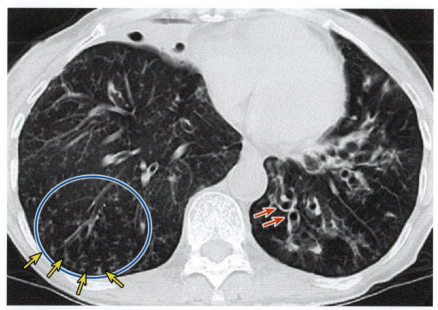

図23 びまん性汎細気管支炎
小葉中心性に分布するびまん性粒状影（〇）と線状影（⇒），中枢の気管支拡張（→）を認める

f. 血管内リンパ腫（IVL）

　血管内リンパ腫（intravascular lymphomatosis：IVL）は，全身の小血管腔に腫瘍細胞が増殖するきわめて稀な悪性リンパ腫です．

　胸部CTでは，**びまん性のスリガラス影**（図24〇），**小葉中心性の淡い粒状影**（図24→）を呈します．IVLは実際**遭遇することは稀ですが，致死的な疾患**であり，原因不明のびまん性のスリガラス影や粒状影を認めた際に，**鑑別診断の1つに入れておく必要があります**．胸部CTがほとんど正常の場合もあります（図25）．

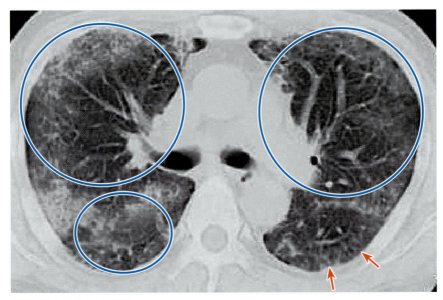

図24 ● 血管内リンパ腫
びまん性のスリガラス影（〇），小葉中心性の淡い粒状影（→）を認める

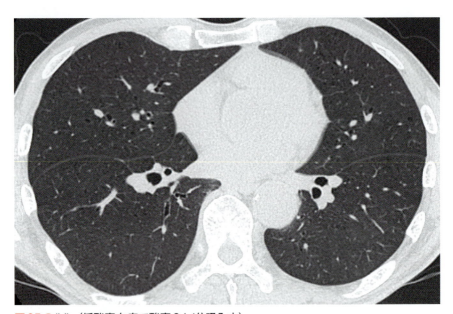

図25 ● IVL（低酸素血症で酸素2 L/分吸入中）
わずかに全体として肺野濃度が上昇しているようにも見えるが，ほとんど正常と考えられる

胸部 CT～病変部位はこう読む～ **第3章**

肺の構造改変を主体とする疾患

構造改変（気腫・気管支拡張・蜂巣肺）を主体とする疾患として，COPD，間質性肺炎，アレルギー性気管支肺アスペルギルス症について解説します（表6）.

表6 ● 肺の構造改変（気管支拡張・気腫・蜂巣肺）を主体とする疾患

鑑別診断		特徴
慢性閉塞性肺疾患（COPD）	気腫型COPD	小葉中心性のLAA（低吸収域）
	非気腫型COPD	気管支壁肥厚が主体
間質性肺炎	UIPパターン	肺野末梢，肺底部優位に分布 網状影と蜂巣肺
	NSIPパターン	下肺野優位，胸膜下・気管支血管束に沿った分布，GGOやコンソリデーション
アレルギー性気管支肺アスペルギルス症		中枢性気管支拡張，粘液栓

1 慢性閉塞性肺疾患（COPD）

慢性閉塞性肺疾患（chronic obstructive pulmonary disease：COPD）は，タバコ煙を主とする有害物質の吸入により生じた肺疾患で，気流閉塞をきたします. COPD の診断は，①喫煙などの曝露因子があること，②気管支拡張薬吸入後のスパイロメトリーで1秒率＜70％であること，③ほかの気流閉塞をきたす疾患を除外することの3つを満たすことで行います. 長時間作用性の気管支拡張薬によって加療を行います. 肺胞が破壊されて生じた末梢の気腔の拡大を肺気腫とよびます. 胸部CT所見から気腫型COPDと非気腫型COPDに分類されます.

a. 気腫型COPD（肺気腫病変優位型）

胸部X線および胸部CTで気腫性陰影が優位に認められるものです. 胸部CTで，肺気腫は**小葉中心に明瞭な壁構造を有しないlow attenuation area（LAA：低吸収域）**を呈します（図26）.

b. 非気腫型COPD（末梢気道病変優位型）

気腫性病変よりも，**気管支壁肥厚，内腔の狭小化を優位に認める**タイプです（図27）.

239

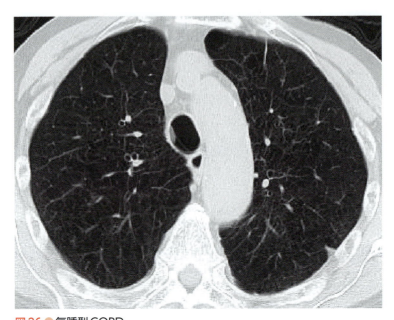

図26 ● 気腫型COPD
明瞭な壁構造を有しないLAAを肺野全体に認める

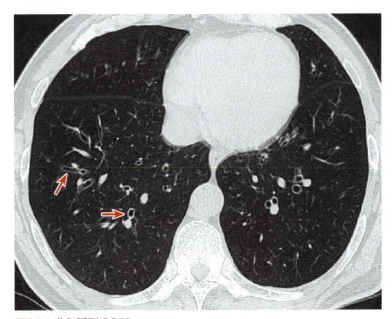

図27 ● 非気腫型COPD
全体的に気管支壁肥厚（➡）を認める．LAAは目立たない

胸部CT〜病変部位はこう読む〜　第3章

2 間質性肺炎

a. 定義と分類

　　間質性肺炎とは，間質を病変の首座とする疾患です．**肺胞隔壁を狭義の間質，小葉間隔壁や胸膜，気管支血管束周囲の結合織を広義の間質**といいます．間質性肺疾患にはさまざまな疾患が含まれ，原因が明らかでない特発性間質性肺炎と，原因が明らかなもの（膠原病・薬剤性・職業性・環境性など）に分けられます．

　　原因が明らかな間質性肺炎についても，**特発性間質性肺炎の画像パターンのCT読影が基本となります**ので，特発性間質性肺炎の胸部CT所見について説明します．

　　特発性間質性肺炎の分類を表7に示します．多くの分類がありますが，**初期研修医・非専門医は，特発性肺線維症（idiopathic pulmonary fibrosis：IPF），特発性非特異性間質性肺炎（idiopathic nonspecific interstitial pneumonia：iNSIP），特発性器質化肺炎（cryptogenic organizing pneumonia：COP）の3つを知っておけば十分だと思います**（表8）．それぞれIPFは通常型間質性肺炎（usual interstitial pneumonia：UIP）パターン，iNSIPは非特異性間質性肺炎（nonspecific interstitial pneumonia：NSIP）パターン，COPは器質化肺炎（organizing pneumonia）パターン，という画像パターンを呈します．

表7● 特発性間質性肺炎の分類

疾患	特徴
特発性肺線維症（IPF）	月〜年単位での進行，予後不良
特発性非特異性間質性肺炎（iNSIP）	女性に多い ステロイド反応性であることが多く，IPFと比較して予後は良好
特発性器質化肺炎（COP）	急性経過，ステロイド反応性良好，再燃が多い
急性間質性肺炎（AIP）	急性経過，原因不明の間質性肺炎，死亡率が高く予後不良
呼吸細気管支炎を伴う間質性肺炎（RB-ILD）	喫煙に関連する間質性肺炎，BALで褐色マクロファージ，禁煙が重要な治療となる
剥離性間質性肺炎（DIP）	喫煙に関連することが多い，禁煙とステロイドで軽快する
特発性リンパ球性間質性肺炎（iLIP）	肺野の嚢胞が特徴，ステロイドで治療
特発性胸膜肺実質線維弾性（iPPFE）	上葉優位に線維化や肺の縮小が進行する

AIP：acute interstitial pneumonia，RB-ILD：respiratory bronchiolitis-associated interstitial lung disease，DIP desquamative interstitial pneumonia，iLIP：idiopathic lymphocytic interstitial pneumonia，iPPFE：idiopathic pleuroparenchymal fibroelastosis，BAL：bronchoalveolar lavage（気管支肺胞洗浄）
（文献5 表2より引用）

241

表8 ● 特発性間質性肺炎の疾患名と画像パターンの対応
（初期研修医・非専門医に覚えて欲しい画像パターン）

	画像パターン	画像の特徴
IPF	UIPパターン	蜂巣肺
iNSIP	NSIPパターン	スリガラス影と牽引性気管支拡張 気管支血管束に分布
COP	OPパターン	コンソリデーション

（文献5 表3より引用）

b. 間質性肺炎に関連する用語

　画像パターンの説明に入る前に，知っておいてもらいたい用語について，まず解説します．

❶ 牽引性気管支拡張（traction bronchiectasis）

　スリガラス影や蜂巣肺内でみられる**静脈瘤様に不規則な拡張を示す気管支**で，周囲の肺線維化と肺構造のゆがみによって生じます．周囲の肺が線維化して縮むことによって，**牽引されて生じる気管支拡張なので，牽引性気管支拡張**とよびます．

　線維化して肺が縮んだ部分（図28 ○）に牽引されて，牽引性気管支拡張（図28 →）が生じます．

❷ 蜂巣肺（honeycombing）

　蜂巣肺は不可逆性の肺線維化の終末像を意味します．蜂巣肺は，**比較的壁厚（1〜3 mm）の直径3〜10 mm（ときに25 mm程度まで）の密集した嚢胞状の気腔**で，嚢胞同士はその壁を共有するように描出されます（図29 ○）．

　肺気腫との区別は壁の厚さで行い，**肺気腫は壁が薄く，蜂巣肺は壁が厚くなります**．

c. 特発性間質性肺炎の3つの画像パターンの鑑別方法

　画像パターンの鑑別方法の詳細をみていくのにあたり，**表8**に示したように代表的な特徴として，**UIPパターンは蜂巣肺，NSIPパターンはスリガラス影と牽引性気管支拡張，気管支血管束に分布，OPパターンはコンソリデーション**があることを知っておきましょう．**図30**に示すように，線維化（網状影や蜂巣肺など）の様相が強いのがUIPパターンであり，コンソリデーションの様相が強いのがOPパターンです．NSIPパターンは，UIPパターンとOPパターンの中間的位置づけととらえることができます．

第3章 胸部CT〜病変部位はこう読む〜

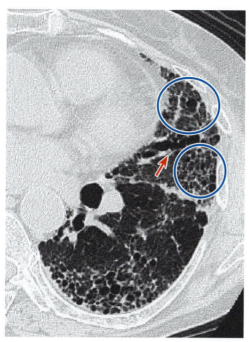

図28 ● 牽引性気管支拡張
肺が線維化し縮んだ部分（○）に牽引された，牽引性気管支拡張（→）を認める

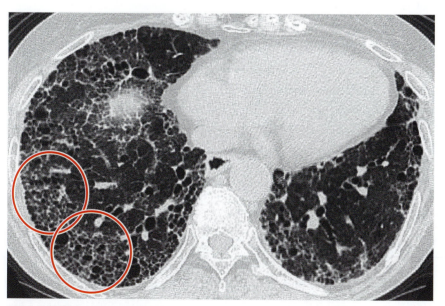

図29 ● 蜂巣肺
比較的壁厚の嚢胞状の気腔が，嚢胞同士の壁を共有するように密集している（○）

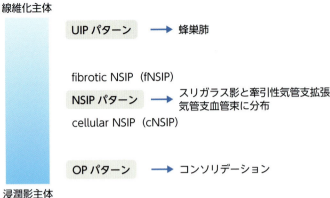

図30 ● 間質性肺炎の3つの画像パターンのスペクトラム

　間質性肺炎の画像パターンを考える際は，**「OPパターンか？ → UIPパターンか？ → NSIPパターンか？」という順序**で考えていくとわかりやすいです．OPパターンはすでに第3章-2で解説しましたので，ここではUIP，NSIPパターンについて解説します．

❶ UIPパターン：IPF

　IPFは病理学的にUIPパターンを呈し，慢性かつ進行性の経過をたどり，肺の高度線維化が進行して不可逆性の蜂巣肺形成をきたす予後不良の疾患です．治療は抗線維化薬（ニンテダニブなど）になります．

　表9に2022年の国際的なIPFガイドラインに掲載されたUIPパターンのHRCT診断基準を示します[6]．UIPパターンの典型的なHRCT所見は，**肺野末梢（胸膜直下），肺底部優位に分布する網状影と蜂巣肺**です（図31）．初期研修医・非専門医の先生が読影する場合は，まず蜂巣肺があるかを評価すれば十分だと思います．

❷ NSIPパターン：iNSIP

　iNSIPは，IPFよりも予後は良好な疾患です．確定診断のためには外科的肺生検が必要です．

　NSIPパターンのHRCTでは，**両側下葉優位のGGO（図32→）**がみられ，コンソリデーションが胸膜下・気管支血管束に沿った分布（図32○）を示します．NSIPパターンでは**胸膜直下が正常に保たれるsubplerural sparingという所見**を呈することもあります（図33）．UIPパターンと異なり蜂巣肺は乏しいですが，牽引性気管支拡張（図32▷）や容積減少は認めることが多いです．

胸部CT〜病変部位はこう読む〜 第3章

表9 ● UIPパターンのHRCT診断基準

	HRCTパターン			
	UIPパターン	Probable UIP パターン	Indeterminate for UIPパターン	Alternative diagnosisを示唆するCT所見
UIP組織型の確診度	確診度は高い（＞90％）	暫定的に確診度は高い（70〜89％）	確診度は低い（51〜69％）	確診度は低い〜非常に低い（≦50％）
分布	• 胸膜下，肺底部優位 • 分布はしばしば不均一（正常肺と線維化のある領域が混在） • ときにびまん性 • 非対称性の場合もある	• 胸膜下および肺底部優位 • 分布はしばしば不均一（正常肺と網状影，牽引性気管支拡張／細気管支拡張が混在）	• びまん性分布（胸膜下優位分布がない）	• 胸膜直下は保たれ気管支血管束優位（NSIPを考慮） • リンパ路に沿った分布（サルコイドーシス） • 上中肺野（fibrotic HP，CTD-ILD，サルコイドーシス） • 胸膜直下は保たれる（NSIP，喫煙関連ILD）
CT所見	• 蜂巣肺（牽引性気管支拡張または細気管支拡張を伴う，または伴わない） • 小葉間隔壁の不整な肥厚の存在 • 通常は網状影と軽度のスリガラス影が重なる • 肺骨化を伴うことがある	• 牽引性気管支拡張または細気管支拡張を伴う網状影パターン • 軽度のスリガラス影がみられる場合がある • 胸膜直下に病変がある	他の特異的な病因を疑うCT所見がない肺線維化病変	• 嚢胞（LAM，PLCH，LIPおよびDIPを考慮） • モザイク濃度またはthree-density sign（HPを考慮） • GGO主体（HP，吸煙関連ILD，薬剤性，線維症の急性増悪を考慮） • 大量の小葉中心性肉芽小結節（HP，吸煙関連ILDを考慮） • 結節（サルコイドーシスを考慮） • 浸潤影（OPなどを考慮） • 胸膜プラーク（石綿肺） • 食道拡張（CTD）

CTD：connective tissue disease, DIP：desquamative interstitial pneumonia, HP：hypersensitivity pneumonitis, ILD：interstitial lung disease, LAM：lymphangioleiomyomatosis, LIP：lymphoid interstitial pneumonia, NSIP：nonspecific interstitial pneumonia, PLCH：pulmonary Langerhans cell histiocytosis
（文献6を参考に作成）

　NSIPパターンは，cellular NSIP（cNSIP）とfibrotic NSIP（fNSIP）の2種類があります．**細胞性炎症が主体なのがcNSIPで，線維化が主体なのがfNSIPです．**cNSIPでは，炎症細胞の浸潤が主な病態であり，コンソリデーションやスリガラス影を呈します．よって図32のNSIPパターンは，cNSIPと考えられます．fNSIPは線維化が主体であり，図33のように，牽引性気管支拡張や網状影，肺の収縮所見が目立ちます．図30に示したように，cNSIPはOPパターンに近く，fNSIPはUIPパターンに近いというイメージをもっておくとよいです．

245

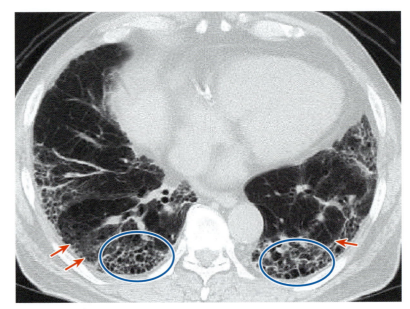

図31 ● UIPパターン
IPFの症例のHRCT．肺野末梢，肺底部優位の網状影（→）と蜂巣肺（○）を認める

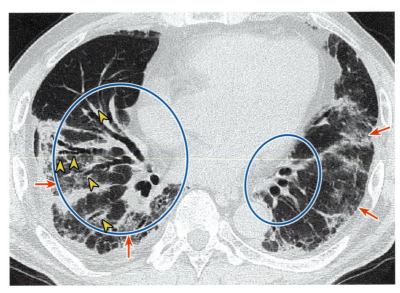

図32 ● NSIPパターン
iNSIPの症例のHRCT．両側下葉優位にGGO（→），胸膜下・気管支血管束に沿ったコンソリデーションの分布（○）を認める．牽引性気管支拡張（▷）が確認できる

胸部CT～病変部位はこう読む～　第3章

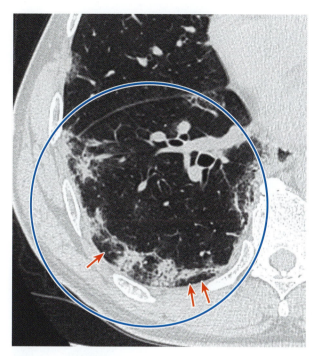

図33 ● subpleural sparing
右下葉末梢に浸潤影，線状影を認めるが（○），胸膜直下が一部正常に保たれている（→）

3 アレルギー性気管支肺アスペルギルス症

　アレルギー性気管支肺アスペルギルス症（allergic bronchopulmonary aspergillosis：ABPA）は，アスペルギルスに対するアレルギー反応で起きる疾患です．気管支喘息症状，好酸球増多，血清IgE高値，アスペルギルス沈降抗体陽性などがみられます．ステロイド治療が基本となります．

　胸部CTでは，**中枢側の気管支は静脈瘤様に拡張し**（図34A，B○），**内部に嵌頓した粘液栓**（図34B，図35A→）を認めます．粘液栓はしばしば**高吸収域（high attenuation mucus：HAM）**を呈します[7]（図35B）．HAMは診断基準における項目の1つとなっています．

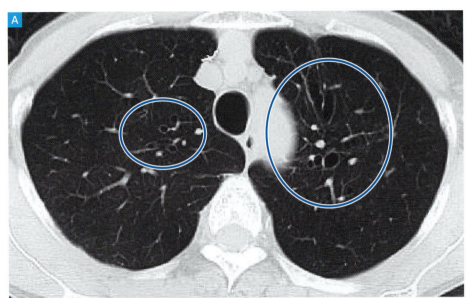
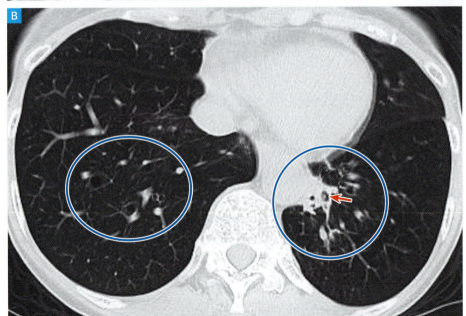

図34 ● アレルギー性気管支肺アスペルギルス症1
中枢側の気管支は静脈瘤様に拡張し（〇），内部に嵌頓した粘液栓（→）を認める

胸部CT〜病変部位はこう読む〜 第3章

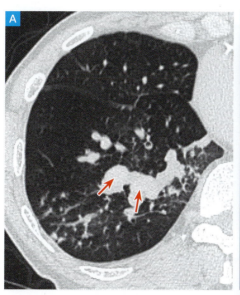
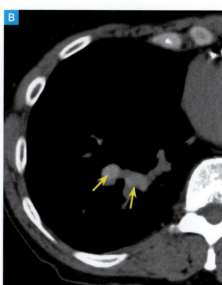

図35 ● アレルギー性気管支肺アスペルギルス症2
A：拡張した気管支に粘液栓を認める（→）
B：縦隔条件でみると粘液栓は高吸収域（HAM）を呈する（⇒）

確認問題

Q.1 65歳男性．関節リウマチでメトトレキサート（リウマトレックス®）10 mg/週とプレドニゾロン（プレドニン®）10 mg/日を内服中（ニューモシスチス肺炎予防目的にST合剤も内服中）．肺気腫と間質性肺炎が基礎にあり．COVID-19が流行中に，受診1週間前から上気道炎症状を認め，その後，呼吸困難が増悪し救急搬入されました．胸部CT（次ページ参照）から鑑別診断をあげてください．

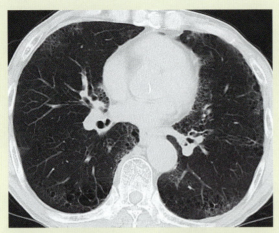

65歳男性，胸部CT（1年前）

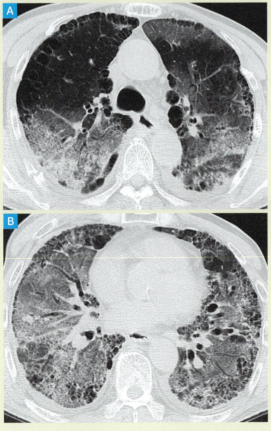

胸部CT（受診時）

胸部CT〜病変部位はこう読む〜　第**3**章

〈**解説**〉　両肺にびまん性のスリガラス影（**図36**〇）と一部コンソリデーションを認めます（**図36A** ➡）.

　感染性病態としては，COVID-19が流行中で，上気道炎症状も伴っており，COVID-19が鑑別にあがります. またメトトレキサート10 mg/週とプレドニゾロン10 mg/日内服中で免疫抑制状態にあるため，ST合剤による予防はされていますがニューモシスチス肺炎，そしてサイトメガロウイルス肺炎も鑑別診断にあがります. 両肺のスリガラス影からマイコプラズマなどの非定型肺炎も鑑別診断に入ります. 一部コンソリデーションもあり，細菌性肺炎の合併も考慮する必要があります.

　非感染性病態としては，間質性肺炎急性増悪，ARDS，心原性肺水腫，薬剤性肺炎（AIP/DADパターン）があがります.

　本症例は，COVID-19の迅速抗原検査は陰性でした. 重度の呼吸不全を呈しており，気管挿管後に気管支肺胞洗浄を施行しました. 気管支肺胞洗浄液からは，緑膿菌が検出され，好中球を主体とする細胞数増加を認めました. COVID-19 PCRも陰性で，非定型病原体を示唆する所見も得られず，β-D-glucanは陰性で，ニューモシスチスPCRは陰性でした. 血中のサイトメガロウイルスアンチゲネミアも陰性でした. 最終的には上気道炎（COVID-19以外のウイルス感染）を契機に，緑膿菌性肺炎，間質性肺炎急性増悪に至ったと考えられました.

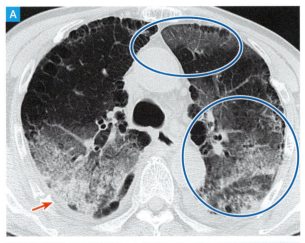

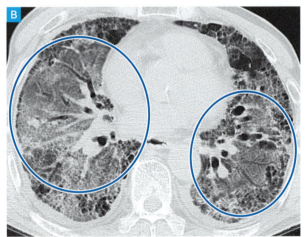

図36 ● 胸部CT（受診時）：
緑膿菌性肺炎，間質性肺炎急性増悪

A.1 感染性病態　：COVID-19，ニューモシスチス肺炎，サイトメガロウイルス肺炎，非定型肺炎，細菌性肺炎（コンソリデーションの部分）
非感染性病態：間質性肺炎急性増悪，ARDS，心原性肺水腫，薬剤性肺炎
→最終診断：緑膿菌性肺炎，間質性肺炎急性増悪

第3章 胸部CT～病変部位はこう読む～

Q.2 COPDの80歳男性．3日前から呼吸困難と倦怠感を認め救急外来受診．次の胸部CTから鑑別診断をあげてください．

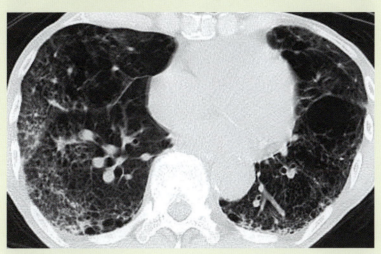

80歳男性，胸部CT

〈解説〉　胸部CTでは右下葉の肺野濃度の上昇を認め（図37B◯），一見壁の厚い嚢胞が密集している（図37B◯）ように見え，蜂巣肺にも見えます．しかし，半年前に撮影された胸部CTと比較読影してみると（図37A），もともと肺気腫のある箇所に，肺野濃度の上昇を認めていることがわかります．肺気腫に合併した細菌性肺炎が疑われます．

　呼吸不全を認めており酸素投与を開始して，細菌性肺炎を疑い入院加療を開始しました．喀痰グラム染色で優位菌を検出できず，尿中抗原も陰性だったので，セフトリアキソンで加療を開始しました．呼吸状態は徐々に改善し，肺野の濃度上昇も改善し，退院となりました．

半年前

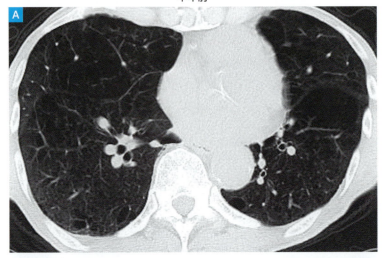

受診時

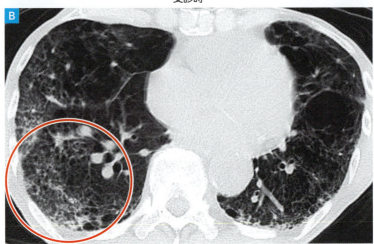

図37 ● 胸部CT：肺気腫，細菌性肺炎

A.2 感染性病態　：細菌性肺炎
非感染性病態：間質性肺炎
→最終診断：肺気腫に合併した細菌性肺炎

〈文献〉

1）Franquet T, et al：Thin-section CT findings in 32 immunocompromised patients with cyto-megalovirus pneumonia who do not have AIDS. AJR Am J Roentgenol, 181：1059-1063, 2003

2）Ranieri VM, et al：Acute respiratory distress syndrome：the Berlin Definition. JAMA, 307：2526-2533, 2012

3）牛木淳人：日本における薬剤性肺障害の臨床像. 月刊薬事, 57：191-195, 2015

4）「薬剤性肺障害の診断・治療の手引き 第2版2018」（日本呼吸器学会 薬剤性肺障害の診断・治療の手引き第2版作成委員会/編）, メディカルレビュー社, 2018

5）林 潤, 中島 啓：特集3つの画像パターンで覚える間質性肺炎のみかた. 日本医事新報, 5187：18-31, 2023

6）Raghu G, et al：Idiopathic Pulmonary Fibrosis（an Update）and Progressive Pulmonary Fibrosis in Adults：An Official ATS/ERS/JRS/ALAT Clinical Practice Guideline. Am J Respir Crit Care Med, 205：e18-e47, 2022

7）「アレルギー性気管支肺真菌症の診療の手引き」（アレルギー学会, 日本呼吸器学会/監, 「アレルギー性気管支肺真菌症」研究班/編）, 医学書院, 2019

8）「胸部 画像診断の勘ドコロNEO」（髙橋雅士/編）, メジカルビュー社, 2023

9）「胸部のCT第4版」（村田喜代史, 他/編）, メディカル・サイエンス・インターナショナル, 2018

4 縦隔病変
～腫瘤の形と内部の性状に注目しよう～

読影のコツ

- 結核性リンパ節炎は，肺門リンパ節腫大が多く，造影CTでは辺縁が増強される．
- 悪性の縦隔病変は内部不均一な不整形腫瘤を呈することが多い．
- サルコイドーシスは，境界明瞭で辺縁平滑な縦隔肺門リンパ節腫大を呈する．

鑑別診断のフローチャート

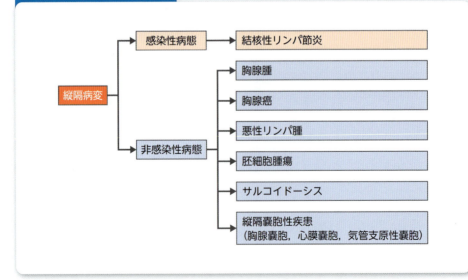

はじめに

　縦隔病変の鑑別診断には，感染性病態では結核性リンパ節炎，非感染性病態では胸腺腫，サルコイドーシスなどがあります．腫瘤の形と内部の性状に注目して読影しましょう．

感染性病態

結核性リンパ節炎

　結核性リンパ節炎は，結核がリンパ節に病変を形成したものです．片側性の肺門および右傍気管リンパ節腫大をきたすことが多いです（表1）．

　特徴的なCT所見は，**造影後に腫大リンパ節の中心部の造影効果が乏しく，辺縁部が造影されるrim enhancement（＝辺縁の増強）です**（図1 →）．この所見は，リンパ節中心の乾酪壊死とリンパ節被膜の炎症を反映しています．

表1 ● 縦隔病変における感染性病態の鑑別診断

鑑別診断	特徴
結核性リンパ節炎	片側の肺門リンパ節腫大，傍気管リンパ節腫大．辺縁部が造影（rim enhancement）

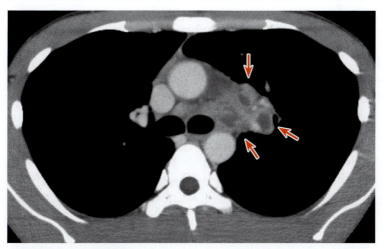

図1 ● 結核性リンパ節炎
rim enhancementを認める（→）

非感染性病態

　非感染性病態で考えられる鑑別診断は表2のようになります．稀な疾患が多いですが，見逃すと致命的になる悪性疾患も多いので理解しておきましょう．胸部CT所見だけで質的診断が難しく，MRIもセットで行う場合が多いです（MRIの読影については成書をご参照ください）．

表2● 縦隔病変における非感染性病態の鑑別診断

鑑別診断		特徴
胸腺腫		前縦隔に発生する充実性腫瘤，左右どちらかに偏在
胸腺癌		前縦隔に発生する不整形な腫瘤，内部不均一
悪性リンパ腫		内部が低濃度，不均一な腫瘤
胚細胞腫瘍	奇形腫	単房性あるいは多房性の囊胞性腫瘤
	精上皮腫	内部が均一な充実性腫瘤
	非精上皮腫	内部不均一な腫瘤
サルコイドーシス		境界明瞭で辺縁平滑な縦隔肺門リンパ節腫大
縦隔囊胞性疾患	胸腺囊胞	前縦隔，薄い被膜の囊胞性腫瘤
	心膜囊胞	右側の前縦隔，薄い被膜の囊胞性腫瘤
	気管支原性囊胞	気管分岐下，薄い被膜の囊胞性腫瘤

1 胸腺腫

　胸腺腫は，縦隔病変において最も頻度が高いです．胸腺由来の上皮性腫瘍で，異型の乏しい上皮性腫瘍細胞と随伴するリンパ球から形成されます．胸腺腫は肉眼的に被膜で被包されているもの（非浸潤性）と，周囲（胸膜，心膜，肺，大血管など）へ浸潤性増殖をきたすもの（浸潤性）があります．

　CT所見では，**前縦隔に発生する充実性腫瘤で，左右どちらかに偏在する**ことが多いです（図2➡）．非浸潤性胸腺腫は，円形，楕円形の腫瘤を呈し，内部均一で，辺縁がなめらか（辺縁平滑）です．浸潤性胸腺腫は，不整形の腫瘤を呈し，内部不均一で，辺縁不整，周囲臓器浸潤があれば境界が不明瞭となります．**胸部CT所見だけでは質的診断が難しいため，MRIによる評価も必要となります**．

第3章 胸部CT〜病変部位はこう読む〜

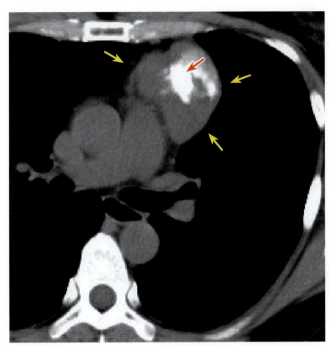

図2● 胸腺腫
非浸潤性の胸腺腫で，前縦隔において，左に偏在して充実性腫瘤（⇨）を認める．石灰化を伴う（→）

2 胸腺癌

　胸腺由来の腫瘍で，胸腺腫と異なり上皮性腫瘍細胞に明らかな細胞異型を示すものです．扁平上皮癌が最も多いです．

　CT所見では**前縦隔に発生する不整形な腫瘤で，周囲への浸潤傾向が強いです**（図3）．変性壊死などを反映して**内部不均一なことが多い**です．また**リンパ節転移や血行性転移を伴うことが多く，胸膜播種や胸水**なども認めます．

3 悪性リンパ腫

　縦隔に腫瘤を形成する悪性リンパ腫としては，非ホジキンリンパ腫では，原発性縦隔大細胞型B細胞性リンパ腫，T細胞性リンパ芽球型リンパ腫の頻度が高いです．ホジキンリンパ腫では結節硬化型の頻度が高いです．

　CT所見では**縦隔発生の悪性リンパ腫は，内部が低濃度，不均一な腫瘤を呈します**

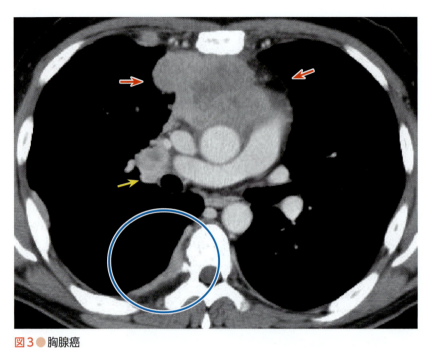

図3 ● 胸腺癌
前縦隔に不整形の腫瘤を認め（→），右肺門リンパ節腫大（→），胸膜転移（○）を認める

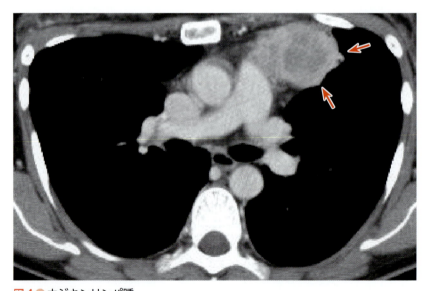

図4 ● ホジキンリンパ腫
前縦隔の左側に内部不均一な腫瘤影（→）を認める

（図4）．悪性リンパ腫では，大きな血管が内部を貫通しているように見えること（＝CT angiogram sign）があります．石灰化が見られることは稀です．

胚細胞腫瘍

　胚細胞腫瘍は，胎生期に迷入した原始胚細胞から発生します．縦隔原発の胚細胞腫瘍は，胚細胞腫瘍全体の1～3％とされます．**奇形腫と悪性胚細胞腫瘍（精上皮腫，非精上皮腫など）**に分類されます．悪性胚細胞腫瘍は，β-hCG，AFPなどの腫瘍マーカーの上昇を認めます．

　CT所見では奇形腫は**単房性あるいは多房性の嚢胞性腫瘤**を呈します．精上皮腫は，**内部が均一な充実性腫瘤**，非精上皮腫は，辺縁が不整な腫瘤で，内部が不均一で**低吸収域**が目立ちます（図5）．

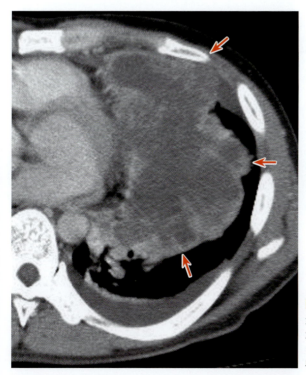

図5● 胚細胞腫瘍（非精上皮腫）
左前縦隔より発生した非精上皮腫．左胸部に巨大腫瘍を認め，辺縁は不整で（→），内部が不均一に濃染され，低吸収域が目立つ

5 サルコイドーシス

　サルコイドーシスは，肺野病変が乏しく，縦隔肺門リンパ節腫大が主体の症例も多いです．

　CT所見は典型的には，境界明瞭で，辺縁平滑な縦隔肺門リンパ節腫大です（図6）．造影CTではリンパ節腫大の内部は壊死を伴わず均一であることが多いです．

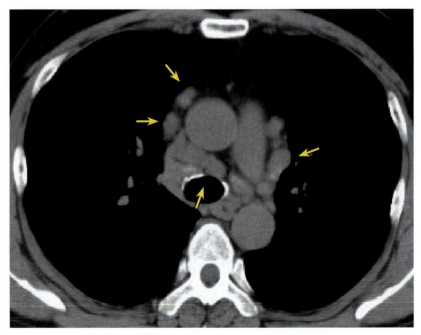

図6 ● サルコイドーシス
多数の縦隔肺門リンパ節腫大（→）を認める．リンパ節腫大は辺縁平滑で境界明瞭である

6 縦隔嚢胞性疾患

　縦隔嚢胞性疾患は，胸腺嚢胞，心膜嚢胞，気管支原性嚢胞の頻度が高いです．**胸腺嚢胞は，胸腺の遺残組織由来で，前縦隔に多いです**．心膜嚢胞は心膜の発生過程で形成され，**前縦隔に多いですが，右側の前縦隔や，右心臓横隔膜に好発します**．気管支原性嚢胞は，前腸由来の呼吸器原基の異所性発芽により生じる先天性嚢胞です．**気管や気管分岐部周辺の中縦隔に発生します**．

　いずれも胸部CTでは，**薄い被膜に囲まれた嚢胞性腫瘤**を呈します（図7, 8 ➡）．辺縁は平滑で，内部は低濃度で均一で造影効果を認めません．

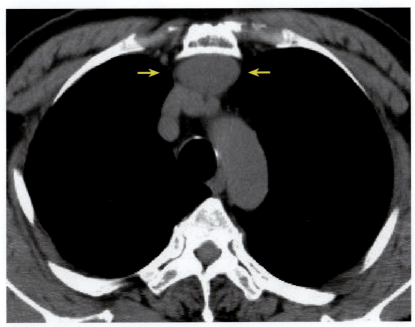

図7● 胸腺嚢胞
嚢胞性腫瘤を認める（➡）

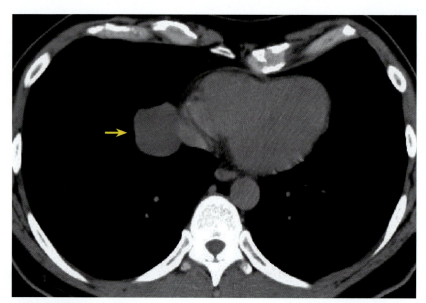

図8 ● 心膜嚢胞
嚢胞性腫瘤を認める（→）

〈文献〉
1)「胸部 画像診断の勘ドコロNEO」(髙橋雅士/編), メジカルビュー社, 2023
2)「胸部のCT 第4版」(村田喜代史, 他/編), メディカル・サイエンス・インターナショナル, 2018
3)「新 呼吸器専門医テキスト改訂第2版」(日本呼吸器学会/編), 南江堂, 2020

第3章 胸部CT〜病変部位はこう読む〜

5 胸膜病変
〜胸水と胸膜の形に着目しよう〜

読影のコツ

- 急性膿胸では，肺に向かって凸の胸水貯留を認める．
- 悪性胸膜中皮腫では，びまん性の厚い胸膜肥厚，腫瘤形成を認める．
- 気胸では，胸部CTにより小さな気胸，原因となった嚢胞，胸膜癒着の有無を確認することができる．

鑑別診断のフローチャート

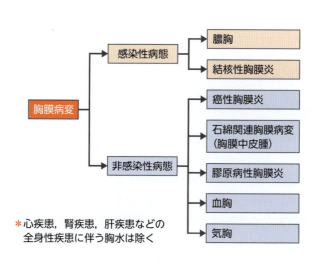

はじめに

本稿では日常臨床で遭遇する頻度が高い胸膜疾患について述べます．胸水や胸膜の形に注目し，鑑別診断に有用な胸部CT所見を理解しましょう．

感染性病態

胸膜病変の鑑別診断としてあげられる代表的な感染性病態は**表1**のようになります．以降，各病態の特徴的な所見を解説します．

表1 ● 胸膜病変における感染性病態の鑑別診断

鑑別診断		特徴
膿胸	急性膿胸	肺に向かって凸の胸水貯留，胸水中の隔壁形成（多房化胸水）
	慢性膿胸	胸膜肥厚，胸膜の石灰化，胸水の濃度上昇（CT値の上昇）
結核性胸膜炎		胸水貯留，薄い一様な胸膜肥厚

1 膿胸

膿胸（empyema）は，胸膜の感染により胸腔内に膿や炎症による滲出物が貯留した状態をいいます．発症後3カ月以内のものを急性膿胸，3カ月以降のものを慢性膿胸と定義します．

a. 急性膿胸

急性膿胸は，急性の発熱，胸痛，呼吸困難で発症します．一般細菌（*Streptococcus pneumoniae*，*Streptococcus milleri*，*Klebsiella pneumoniae*など）や嫌気性菌（*Bacteroides*属，*Peptostreptococcus*属など）が代表的原因微生物です．肺炎随伴性胸水において，多房化胸水または壁側胸膜に肥厚を伴う胸水，もしくは胸水のグラム染色陽性，もしくは胸水生化学でpH＜7.2の場合は，膿胸として胸腔ドレナージの適応となります．

胸部CTでは，**胸膜癒着により胸水が被包化され，肺に向かって凸の胸水貯留を示します**（**図1A**）．時間が経過すると**線維素による胸水中の隔壁形成（多房化胸水）**

や，胸膜肥厚を認めます（図2）．肺膿瘍と膿胸の鑑別にsplit pleura signが役立ちます．split pleura signは，膿により臓側胸膜と壁側胸膜が分離して胸膜が2つ見える所見で（図1B），膿胸患者の68％に認めたと報告されています[1]．split pleura sign陽性であれば膿胸，split pleura sign陰性であれば肺膿瘍と判断します．

膿胸を疑う場合は，原則，造影CTを行います．造影CTを行うことにより，他疾患（肺癌，転移性リンパ節腫大，食道穿孔など）の存在を確認することができます．胸水の隔壁が描出されることにより，胸水の多房化を評価することができます（図2）．

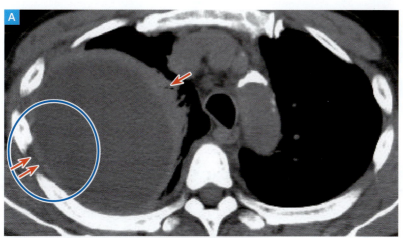

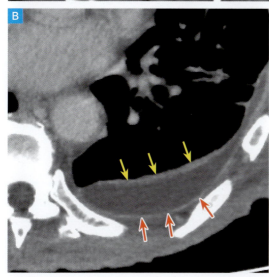

図1 ● 急性膿胸
A：肺に向かって凸の胸水貯留（→），胸膜肥厚（◯）を認める
B：split pleural sign．膿により臓側胸膜（→）と壁側胸膜（→）が，分離して胸膜が2つ見える

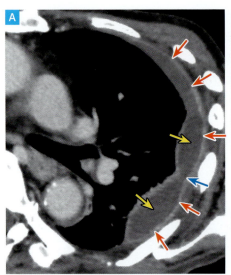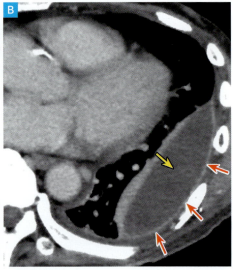

図2● 時間が経過した膿胸
線維素による胸水中の隔壁形成（→）を認め，多房化胸水（→）を呈している．胸膜肥厚（→）も認める．

b. 慢性膿胸

慢性膿胸は，結核性胸膜炎後，維持透析患者などに認めます．

胸部CTでは，**胸膜肥厚や胸膜に沿った石灰化，線維組織の形成（＝器質化）によ る胸水の濃度上昇（CT値が水よりも軟部組織に近い値になる，Column⑧ p278 参照）**を認めます（図3）．

＊**慢性膿胸に合併する悪性腫瘍**

長期間経過した慢性膿胸には，悪性リンパ腫，扁平上皮癌などの悪性腫瘍が合併 しやすいことが知られています．**慢性膿胸周囲に異常な軟部陰影（軟部組織濃度の 陰影）の増加を認める場合は，悪性腫瘍合併を示唆する**ので注意しましょう．

2 結核性胸膜炎

原因不明の胸水貯留の原因として，結核性胸膜炎は重要な疾患です．胸水細胞が リンパ球優位で，ADAが高値（40～50 UI/L以上）であることが診断の契機になる ことが多いです．

胸部CTでは，**片側性の胸水貯留と比較的薄い一様な胸膜肥厚を認めます**（図4）．

胸部 CT ～病変部位はこう読む～ 第3章

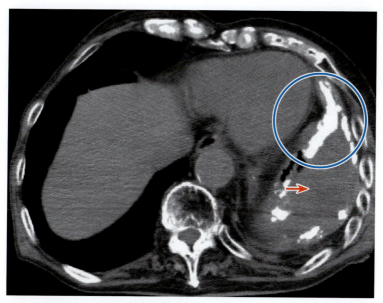

図3● 慢性膿胸（結核性胸膜炎治療後）
胸膜に沿った石灰化（○），内部は器質化を示唆する濃度上昇（→）を認める

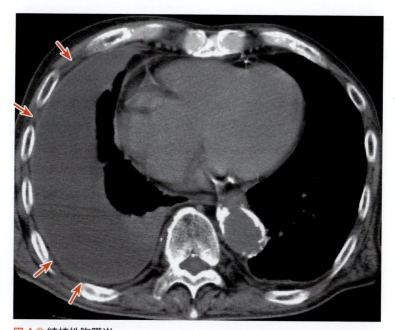

図4● 結核性胸膜炎
右側の胸水と一様な胸膜肥厚（→）を認める

非感染性病態

次に，胸膜病変の鑑別診断として考えられる非感染性病態について，特徴的な所見を解説していきます（表2）．

表2 ● 胸膜病変における非感染性病態の鑑別診断

鑑別診断		特徴
癌性胸膜炎	肺癌の癌性胸膜炎	胸膜に結節，胸膜面の凹凸不整像，大量胸水
石綿関連胸膜病変	胸膜プラーク	限局性の胸膜肥厚，胸膜の石灰化
	良性石綿胸水，びまん性胸膜肥厚	胸水，広範囲の胸膜肥厚
	悪性胸膜中皮腫	びまん性の厚い胸膜肥厚，胸膜に沿った腫瘤
膠原病性胸膜炎	SLE	両側胸水が多い
	関節リウマチ	片側胸水が多い
血胸		胸腔内に高吸収域（血液成分を反映）
気胸		胸腔のエアスペース

1 癌性胸膜炎

癌性胸膜炎は，胸膜に播種した癌細胞から胸腔に向かって胸水が産生され，異常な胸水が貯留した状態です．多くは肺癌の胸膜播種によるものです．

胸部CTでは，**胸水とともに壁側および臓側胸膜に数mm大の結節，胸壁や葉間に接して存在する小結節，胸膜面の凹凸不整像**が見られます（図5）．大量胸水を呈する場合も多いです．

第3章 胸部CT〜病変部位はこう読む〜

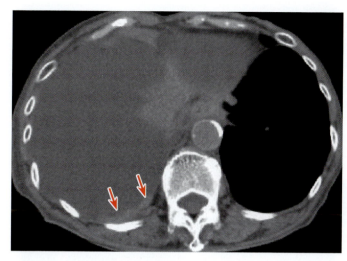

図5 ● 癌性胸膜炎
（肺癌）

肺癌の癌性胸膜炎，胸膜播種の症例で，片側の大量胸水とともに胸膜の凹凸不整像（→）を認める

2 石綿関連胸膜病変

　石綿（アスベスト）曝露では，肺病変として，石綿肺（間質性肺炎類似の病態），円形無気肺，肺癌を起こします．本稿では，石綿関連の胸膜病変として，胸膜プラーク，良性石綿胸水，びまん性胸膜肥厚，悪性胸膜中皮腫について解説します．

a. 胸膜プラーク

　石綿曝露によって発生する胸膜肥厚で，多くは壁側胸膜に発生します．石綿曝露後10年以上経って現れます．

　胸部CT所見は，**限局性，板状の壁側胸膜肥厚**です．筋肉と同程度の吸収値を呈し，しばしば**石灰化を伴います**．

　胸膜プラークのCT所見では，壁側胸膜の限局性肥厚（図6◯），胸膜の石灰化（図6→）を認めます．

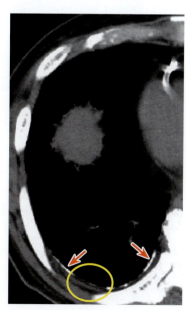

図6 ● 胸膜プラーク
壁側胸膜の限局性肥厚（◯），胸膜の石灰化（→）を認める

b. 良性石綿胸水，びまん性胸膜肥厚

良性石綿胸水は，**石綿曝露により生じる胸水**です（図7〇）．胸水貯留後にびまん性胸膜肥厚や，円形無気肺を生じることがあります．診断には，他の原因（特に結核性胸膜炎や悪性胸膜中皮腫）の除外が必要です．

びまん性胸膜肥厚は，**広範囲で肺の一葉以上に及ぶ臓側胸膜の線維化**です．拘束性換気障害を呈します．良性石綿胸水後の変化が多く，胸部CTでは，広範な胸膜肥厚を認めます（図7➡）．

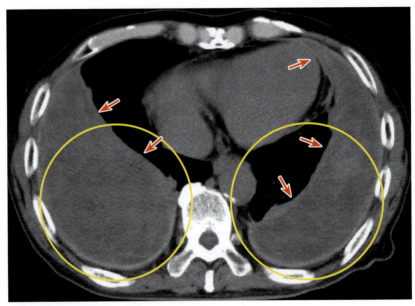

図7● 良性石綿胸水とびまん性胸膜肥厚
両側の胸水貯留（〇）と広範な胸膜肥厚（➡）を認める

c. 悪性胸膜中皮腫

悪性胸膜中皮腫は胸膜，心膜，腹膜などに生じ，胸膜発生の頻度が最も高いです．石綿曝露後40年程度で発症することが多いですが，それより早く発症する症例もあります．予後が非常に悪い疾患です．

胸部CTでは，**片側性の胸水，びまん性の厚い胸膜肥厚（1 cmを超える，図8，9➡）や胸膜に沿った腫瘤**を認めます（図9➡）．ただし，初期は胸水のみがみられることもあり，この場合，画像診断は難しく，胸膜生検が必要となります．

胸部CT〜病変部位はこう読む〜 第3章

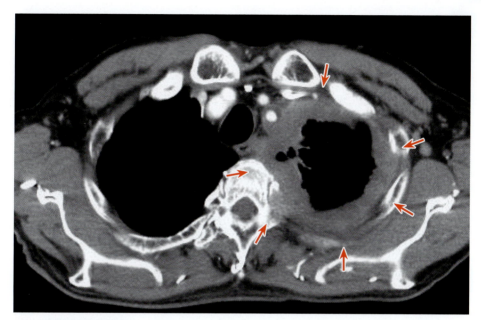

図8● 悪性胸膜中皮腫1
びまん性の厚い胸膜肥厚（→）を認める

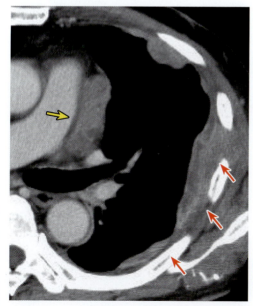

図9● 悪性胸膜中皮腫2
胸膜に沿った腫瘤を認める（⇒）．
びまん性の胸膜肥厚を認める（→）

膠原病性胸膜炎

　膠原病性胸膜炎においては，関節リウマチや全身性エリテマトーデス（systemic lupus erythematosus：SLE）が代表的です．関節リウマチは片側胸水の頻度が高く，SLEは両側胸水の頻度が高いです（図10）．

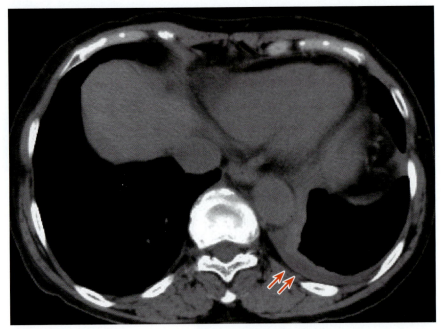

図10 ● SLE（胸膜炎）
左胸膜炎を呈したSLEの胸部CT所見で，左胸水貯留を認める（→）

4 血胸

　血胸は胸腔に血液が貯留した状態です．血胸の原因としては胸部外傷が多いです．内科疾患としては，肺梗塞や大動脈瘤破裂によるもの，癒着のある気胸が再発したときに血気胸を呈することがあります．稀に医原性の血胸も認めます．治療は，血液が少量の場合は，保存的に経過を見て，出血量が多い場合は，胸腔ドレナージを行います．胸部CTでは，典型的には**凝固した血液成分を反映する高吸収域を伴う胸水**を認めます（図11）．胸水の肉眼所見だけでは，判断が難しく，胸水ヘマトクリット値の測定が重要です．胸水のヘマトクリット値が末梢血の50％以上である場合，血胸の確定診断となります[2)]．肉眼的に血性胸水でも，ヘマトクリット値が末梢血の数％以下であることをしばしば経験するので，ヘマトクリット値を確認することは重要です．

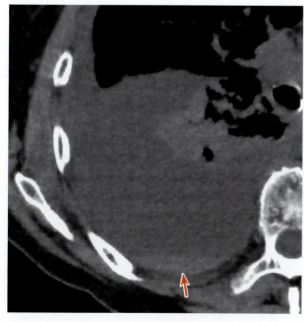

図11 ● 血胸
凝固した血液成分を反映する高吸収域（→）を伴う胸水を認める

気胸発症時

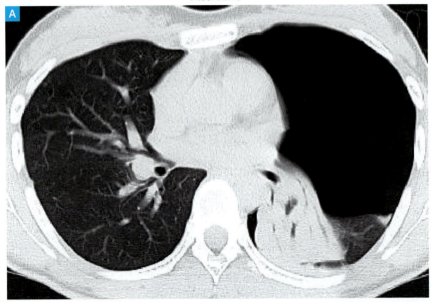

ドレーン挿入後

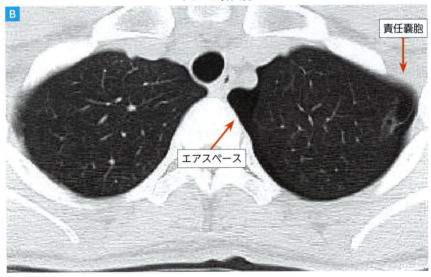

図12● 気胸と責任囊胞
ドレーン挿入により肺は拡張したが，エアリークは持続し，エアスペースはわずかに残存した

胸部CT～病変部位はこう読む～ **第3章**

5 気胸

　胸腔内に空気が貯留する状態を気胸といいます．気胸の原因は気腫性嚢胞（ブラ）の破裂が多いです．胸部CTによる気胸の診断は容易で，縮んだ肺の**臓側胸膜と，胸腔内の空気が貯留した部分（＝エアスペース）を確認**します．

　胸部CTによる気胸の評価が胸部X線より優れる点として，第一に，胸部X線写真で同定困難な**わずかな気胸や，縦隔側の気胸**を検出できることがあげられます．第二に，**気胸の原因となった嚢胞（責任嚢胞）の存在を確認**できることがあげられます．第三に，肺に基礎疾患がある症例や，気胸をくり返している症例では，**胸部X線では認識困難な癒着を確認することができ**，胸腔ドレーンを安全に挿入するうえで参考になります．

　図12は，高度の気胸で胸腔ドレーンを挿入した症例ですが，ドレーン挿入後に肺の拡張が得られるも，エアリークが持続していました．ドレーン挿入後の胸部CTでは，気胸の原因となったブラ（責任嚢胞）と，わずかに胸腔内の空気の貯留（エアスペース）を認めました．外科手術で治療しました．

〈文献〉
1）Kraus GJ：The split pleura sign. Radiology, 243：297-298, 2007
2）「胸膜疾患のすべて 改訂第3版」（リチャード・W・ライト/著，家城隆次，他/監訳），診断と治療社，2015
3）「胸部のCT第4版」（村田喜代史 他/編），メディカル・サイエンス・インターナショナル，2018
4）「胸部 画像診断の勘ドコロNEO」（髙橋雅士/編），メジカルビュー社，2023

277

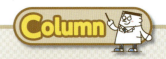

❽ CT値とは？

　CTは，放射線を利用して物体を走査し，物体の内部画像を構成する技術です．物体にはX線吸収値（＝X線をどれだけ吸収するか）を基準に，CT値（＝CTの画像濃度値）が与えられます．CT値はHU（ハンスフィールドユニット）という単位で表されますが，**人体では空気・ガス：－1,000 HU（黒色），水：0 HU（灰色），骨・石灰化組織：＞200 HU（白色）**と設定されます．

　CTでは，X線と同様に密度が低くてX線を吸収しないものが黒く表現され，密度が高くてX線を吸収するものが白く表現されます．つまり，図のように空気・ガスの－1,000 HU（黒色）から骨・石灰化組織の＋1,000 HU（白色）までの物質の密度を2,000分割して，黒から白までの間に，灰色のグラデーションをつけて，濃淡で画像化しています．

　しかし，実際，人間の目は，灰色の程度は，16段階くらいしか区別がつけられないため，最初に設定されたCT値のままでは，作成された画像を可視することができません．よって胸部CTでは，**必要とするCT値付近を認識できる段階の灰色にして画像を表示できるようにしています**．「縦隔条件」では，心臓，大血管，リンパ節，筋肉，骨などが見えるようになり，縦隔，骨・軟部組織を評価することができます．「肺野条件」では，肺野の変化（スリガラス影や浸潤影）がよく見えるようになり，肺野を評価できるようになります．

　また，CTで白っぽくみえるところはX線吸収値が高い（＝CT値が高い）ということなので，「**高吸収域**」（high density area：HDA）とよび，黒っぽくみえるところはX線吸収値が低い（＝CT値が低い）ため，「**低吸収域**」（low density area：LDA）とよぶことも知っておきましょう．

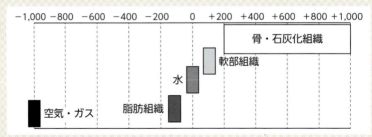

図　CT値（単位HU）
（文献1を参考に作成）

〈文献〉
1）CT適塾：https://www.ct-tekijyuku.net/（2025年1月閲覧）
2）「誰も教えてくれなかった胸部画像の見かた・考えかた」（小林弘明/著），医学書院，2017

胸部CT〜病変部位はこう読む〜 第3章

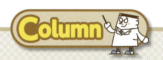

❾ 免疫不全者の呼吸器感染症の特徴

　抗癌剤投与中の担癌患者，免疫抑制薬投与中の膠原病患者など，免疫不全者における呼吸器感染症は，免疫正常患者と違った特徴を示すことを知っておきましょう．

　第一に，**呼吸器症状が軽く見える**場合があります．免疫不全のある患者さんで，倦怠感や微熱のみがあり，呼吸困難や咳嗽もない場合でも，胸部X線を撮影すると浸潤影を認め，肺炎と判明することがあります．好中球減少状態にある患者では，感染によって起こる症状や所見が出にくいことがわかっています[1]．

　第二に，**免疫不全者の呼吸器感染症のCT所見は非特異的所見を呈する**ことが多いです．特に，好中球減少のある患者さんの細菌性肺炎では，**肺局所反応の低下により，病変が軽度になります**．浸出が乏しいため，スリガラス影や結節影を呈することがあります．また，免疫不全者では，抗癌剤や免疫抑制薬，生物学的製剤などの薬剤が投与されていることも多く，薬剤性肺炎などの非感染性病態も含めて，広く鑑別診断にあげる必要があります．

　第三に，病原微生物についても，免疫不全者で発症頻度が増える肺炎，例えば肺真菌症やニューモシスチス肺炎，サイトメガロウイルス肺炎などを鑑別診断にあげなければなりません．ただし，免疫不全者に肺炎を起こす病原微生物だけでなく，**免疫正常者において発症頻度が高い肺炎球菌性肺炎なども，鑑別診断にあげておく必要があります．また，免疫不全者の呼吸器感染症は，複数の起炎菌による混合感染も多いです．**

　つまり，免疫不全者で呼吸器感染症を疑う陰影を認めた場合は，**免疫正常者における病原微生物（一般細菌，非定型病原体，抗酸菌など）由来の肺炎，免疫不全者で頻度が増える病原微生物（真菌，ニューモシスチス，サイトメガロウイルスなど）由来の肺炎，非感染性病態（薬剤性肺炎など）と広く鑑別診断をあげる**ことが重要です．

〈文献〉
1）Sickles EA, et al：Clinical presentation of infection in granulocytopenic patients. Arch Intern Med, 135：715-719, 1975

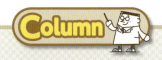

❿ 胸部X線・CT読影の勉強方法

本書による学習と合わせてX線・CTの読み方を勉強できる媒体，書籍を紹介します．

■ 動画配信サイト

「臨床医学チャンネルCare NeTV」で，島根大学の長尾大志先生が，胸部X線の番組を複数出されており，勉強になります．また，私も，胸部CTの読み方について，「呼吸器内科医Kのイメージと病態がつながる胸部CTの読み方」という番組を出しています．この番組では，動画の利点を生かし，縦隔の読影方法の具体的な目線の動きなどダイナミックでわかりやすく紹介していますので，ぜひご覧になってください．

▶ Care NeTV：
呼吸器内科医Kのイメージと病態がつながる胸部CTの読み方
https://carenetv.carenet.com/series.php?series_id=539

■ 胸部X線読影の問題集

練習問題を通して胸部X線読影を学ぶことができる書籍が複数あります．

- 「やさしイイ胸部画像教室 実践編 〜厳選100症例で学ぶ読影の実際」（長尾大志/著，日本医事新報社，2021年）
- 「異常陰影を見逃さない・的確に表現するための胸部単純X線写真読影トレーニング」（門田淳一/監，南江堂，2022年）

がお勧めです．

■ 胸部CTの成書

将来的に，呼吸器内科専門医や胸部放射線科医をめざす研修医の先生，胸部読影にもっと強くなりたいという先生には，次の2冊がお勧めです．

- 「胸部 画像診断の勘ドコロNEO」（髙橋 雅士/編，メジカルビュー社，2023年）は，わかりやすく，より深く専門的に胸部画像の読影について学ぶことができます．
- 「胸部のCT第4版」（村田喜代史 他/編，メディカル・サイエンス・インターナショナル，2018年）は，呼吸器内科医・胸部放射線科医の胸部CTのバイブルです．たいていのことは「胸部のCT」に書かれています．出版が2018年のためそろそろ改訂版が待ち望まれるところです．

索 引

数 字

♯4リンパ節 113
♯7リンパ節 113

欧 文

A

ABPA (allergic bronchopulmonary aspergillosis) 247
AEP (acute eosinophilic pneumonia) 179
AIP (acute interstitial pneumonia) 225
AIP/DADパターン 225, 228
air bronchogram 142, 166
ANCA関連血管炎 229
AP (anterior-posterior) 像 34
apical cap 86
A-P window 60
ARDS (acute respiratory distress syndrome) 226

B・C

bone island 83

Cavitary NB型 174
centrilobular 148
CEP (chronic eosinophilic pneumonia) 179
cNSIP (cellular NSIP) 245
comet tail sign 209
COP (cryptogenic organizing pneumonia) 178, 241
COPD (chronic obstructive pulmonary disease) 50, 127, 239
COPパターン 228
COVID-19 218
CP-angle (costopherenic angle) 45
CPPA (chronic progressive pulmonary aspergillosis) 198
crazy-paving pattern 221
CT angiogram sign 261
CT値 278

D・E

DAD (diffuse alveolar damage) 225
direct search 41
double wall sign 42
DPB (diffuse panbronchiolitis) 237
empyema 266

epipericardial fat pad 82
EPパターン 228

F・G

FC型 (fivrocavitary type) 174
feeding vessel sign 195
fNSIP (fibrotic NSIP) 245
GGN (ground glass nodule) 143, 201
GGO (ground glass opacity) 143
global search 41
Gy (グレイ) 87
Goodpasture症候群 229
GPA (granulomatosis with polyangitis) 208

H・I

halo sign 197
HDA (high density area) 278
honeycombing 242
HPパターン 228
HRCT (High-resolution CT) 144
HU (ハンスフィールドユニット) 278
IMA (invasive mucinous adenocarcinoma) 182

iNSIP (idiopathic nonspecific interstitial pneumonia) ⋯⋯ 241

IPA (invasive pulmonary aspergilosis) ⋯⋯ 176

IPF (idiopathic pulmonary fibrosis) ⋯⋯ 241

IVL (intravascular lymphomatosis) ⋯⋯ 237

L・M・N

LDA (low density area) ⋯⋯ 278

*M.Kansasii*症 ⋯⋯ 174

NB型 (nodular bronchiectatic type) ⋯⋯ 174

NSIPパターン ⋯⋯ 228, 241

NTM (non-tuberculosis mycobacteria) ⋯⋯ 174

O・P

OP (organizing pneumonia) ⋯⋯ 177

OPパターン ⋯⋯ 178, 241

panlobular ⋯⋯ 149

PA (posterior-anterior)像 ⋯⋯ 34

part-solid GGN ⋯⋯ 203

perilymphatic ⋯⋯ 150

photographic negative of pulmonary edema pattern ⋯⋯ 179

pure-GGN ⋯⋯ 203

R・S・T

random ⋯⋯ 151

reversed halo sing ⋯⋯ 178

rim enhancement ⋯⋯ 257

sarcoid galaxy sign ⋯⋯ 208, 233

SARS-CoV-2 ⋯⋯ 218

skin fold ⋯⋯ 85

SLE (systemic lupus erythematosus) ⋯⋯ 229, 274

solid nodule ⋯⋯ 201, 204, 205

SPA (simple pulmonary aspergilloma) ⋯⋯ 198

split pleura sign ⋯⋯ 267

subplerural sparing ⋯⋯ 244

Sv (シーベルト) ⋯⋯ 87

traction bronchiectasis ⋯⋯ 242

tree-in-bud appearance ⋯⋯ 172

T細胞性リンパ芽球型リンパ腫 ⋯⋯ 259

U ～ X

UIPパターン ⋯⋯ 241

vascular thickening ⋯⋯ 219

Wegener肉芽腫症 ⋯⋯ 208

wondering pneumonia ⋯⋯ 178

X線照射装置 ⋯⋯ 25

和 文

あ 行

悪性胸膜中皮腫 ⋯⋯ 47, 272

悪性リンパ腫 ⋯⋯ 150, 259

アスベスト ⋯⋯ 271

アスペルギルス ⋯⋯ 196

アレルギー性気管支肺アスペルギルス症 ⋯⋯ 247

胃癌 ⋯⋯ 233

一次結核 ⋯⋯ 171

胃泡 ⋯⋯ 32

院内肺炎 ⋯⋯ 164

インフルエンザウイルス ⋯⋯ 221

インフルエンザ菌肺炎 ⋯⋯ 155, 165

ウイルス性肺炎 ⋯⋯ 149, 218, 221

右心室 ⋯⋯ 107

右心房 ⋯⋯ 99, 107

右前斜位 ⋯⋯ 37

エアスペース ⋯⋯ 277

液面形成 ⋯⋯ 194

円形無気肺 ⋯⋯ 209

炎症性腫大 ⋯⋯ 115

横隔膜 ……… 45, 73, 74

か 行（か）

下大静脈 ……… 99

下肺野 ……… 28

過敏性肺炎 ……… 148, 235

過敏性肺炎パターン ……… 228

下葉優位 ……… 153

間質性肺炎 ……… 149, 241

間質性肺炎急性増悪 ……… 221, 225

癌性胸膜炎 ……… 270

癌性心膜炎 ……… 119

癌性リンパ管症 ……… 150, 207, 233

関節リウマチ ……… 274

感染性病態 ……… 164

癌の血行性転移 ……… 151

か 行（き）

起炎菌推定 ……… 191

気管 ……… 54, 103, 105, 125

気管支 ……… 126

気管支拡張 ……… 126, 174, 239

気管支血管束 ……… 147

気管支原性嚢胞 ……… 263

気管支周囲浸潤影 ……… 176

気管支肺炎 ……… 148, 165, 167, 186

気管支肺炎パターン ……… 218

気管支壁肥厚 ……… 126

気管分岐部 ……… 54

気管分岐下リンパ節 ……… 113

気管傍リンパ節 ……… 113

気胸 ……… 66, 277

器質化肺炎 ……… 177

器質化肺炎パターン（OPパターン）……… 178, 241

気腫 ……… 239

気腫型COPD ……… 239

気腫性嚢胞 ……… 275

気道侵襲性アスペルギルス症 ……… 197

逆肺水腫型 ……… 179

急性過敏性肺炎 ……… 235

急性間質性肺炎 ……… 225

急性間質性肺炎／びまん性肺胞障害パターン（AIP/DADパターン）……… 225, 228

急性好酸球性肺炎 ……… 179, 180, 229

急性呼吸窮迫症候群 ……… 226

急性膿胸 ……… 266

胸骨 ……… 74

胸骨後腔 ……… 74

胸水 ……… 265

胸腺癌 ……… 259

胸腺腫 ……… 258

胸腺嚢胞 ……… 263

胸部腫瘤 ……… 181

胸部大動脈 ……… 101

胸膜 ……… 45, 139, 265

胸膜嵌入像 ……… 203

胸膜直下 ……… 153

胸膜病変 ……… 265

胸膜プラーク ……… 271

か 行（く・け）

区域性分布 ……… 154

空洞 ……… 194

クラミドフィラ肺炎 ……… 156, 167

クリプトコッカス ……… 196

クレイジーペイビングパターン ……… 221

クレブシエラ肺炎 ……… 156, 166, 184

結核 ……… 215

結核腫 ……… 172

結核性胸膜炎 ……… 268

結核性肺炎 ……… 172

結核性リンパ節炎 ……… 257

血管陰影 ……… 66

血管侵襲性肺アスペルギルス症 ……… 197

血管内リンパ腫 ……… 237

血胸 ……… 275

楔状浸潤影 ……… 196

結節 ……… 66

結節影 ……… 140, 193

結節・気管支拡張型 ……… 174

結節硬化型 ……… 259

牽引性気管支拡張 ……… 242

283

限局性陰影 163, 164

原発性縦隔大細胞型
　B細胞性リンパ腫 259

原発性肺癌 206

か 行 （こ）

高吸収域 278

膠原病性胸膜炎 274

好酸球性肺炎 149, 179

好酸球性肺炎パターン 228

甲状腺 97, 98

甲状腺腫瘍 232

誤嚥性肺炎 170

呼吸器感染症 279

骨頭 83

骨軟部組織 96

コンソリデーション
　142, 163, 166

さ 行 （さ）

細気管支炎 165

細菌性肺炎 164, 165

サイトメガロウイルス 221

サイトメガロウイルス肺炎
　279

左心室 102, 108

左心房 108

左心房粘液腫 120

左前斜位 37

撮影条件 32

サルコイドーシス
　61, 150, 208, 233, 262

さ 行 （し）

市中肺炎 164

質的診断 41

縦隔 52

縦隔気腫 42

縦隔条件 96

縦隔嚢胞性疾患 263

縦隔肺門リンパ節 112

縦隔肺門リンパ節腫大 262

縦隔肺門リンパ節腫脹 233

縦隔病変 256

充実型結節 201

充実性腫瘤 258

収束像 203

主気管支 125

腫大リンパ節 257

腫瘤 256

腫瘤影 140, 193

小結節 171

上行大動脈 102

小細胞肺癌 204, 207

上大静脈 99

上大静脈症候群 99

上肺静脈 57

上肺野 28

上腹部臓器 97, 100

正面性 37

正面像 72

小葉 144, 145

小葉間隔壁 145

小葉中心性分布 148

小葉中心性粒状影
　171, 174, 182

上葉優位 153

食道 103, 104

食堂裂孔ヘルニア 118

シルエットサイン 26

心原性肺水腫 149, 226

侵襲性肺アスペルギルス症
　176, 196

浸潤影 142, 166, 167

浸潤性粘液性肺腺癌 182

心臓 73, 74, 106

心臓後腔 74

心タンポナーデ 119

心膜外脂肪組織 82

心膜嚢胞 263

さ 行 （す〜そ）

スリガラス影
　143, 163, 166, 167, 216

スリガラス状結節 143, 201

正常気管支 126

正常変異 79

正中位 37

石綿関連胸膜病変 271

石綿肺 271

INDEX

石灰化 ……………………… 84

舌区気管支 ………………… 136

接合菌 ……………………… 196

線維空洞型 ………………… 174

線維性過敏性肺炎 ………… 235

前縦隔 ……………………… 73

全身性エリテマトーデス
…………………… 274, 229

線量 ………………………… 36

側面像 ……………………… 73

粟粒結核 ………… 151, 172, 231

組織壊死 …………………… 194

存在診断 …………………… 41

た 行 （た・ち）

第1肋軟骨 ………………… 84

体位 ………………………… 32

大静脈 ……………………… 97

大動脈 ……………… 60, 97, 101

大動脈弓 …………………… 102

大動脈肺動脈窓 …………… 60

大葉性肺炎 …………… 166, 184

多発血管性肉芽腫症 ……… 208

多房化胸水 ………………… 266

単純性肺アスペルギローマ
…………………………… 198

中枢 ………………………… 153

中肺野 ……………………… 28

陳旧性肋骨骨折 …………… 81

た 行 （つ〜と）

椎体 ………………………… 74

通常型間質性肺炎パターン
…………………………… 241

低吸収域 …………………… 278

転移性肺腫瘍 ………… 207, 232

転移性リンパ節 …………… 114

読影記録 …………………… 123

特発性間質性肺炎 ………… 241

特発性器質化肺炎
…………………… 156, 178, 241

特発性器質化肺炎パターン
…………………………… 228

特発性肺線維症 …………… 241

特発性非特異性間質性
肺炎 …………………… 241

鳥関連過敏性肺炎………… 235

な 行

夏型過敏性肺炎 …………… 235

軟部組織 ………………… 42, 96

二次結核 …………………… 171

二次性器質化肺炎 ………… 178

乳癌 ………………………… 233

乳頭陰影 …………………… 79

ニューモシスチス肺炎
………… 145, 149, 221, 223, 279

妊婦被曝 …………………… 87

膿胸 ………………………… 266

嚢胞性腫瘤 …………… 261, 263

は 行 （は）

肺MAC症 …………………… 174

肺NTM症 …………………… 174

肺アスペルギルス症 ……… 196

肺炎球菌性肺炎
………… 156, 166, 186, 279

肺癌 ……………… 114, 181, 215

肺気腫 ……………………… 239

肺区域 ……………………… 129

肺クリプトコックス症 …… 200

肺結核 ………………… 171, 188

敗血症性塞栓 ……………… 195

肺高血圧症 ………………… 126

肺抗酸菌感染症
………… 148, 155, 171, 201

胚細胞腫瘍 ………………… 261

肺静脈 ……………… 69, 109, 110

肺真菌症 ……………… 196, 279

肺接合菌症 ………………… 200

肺腺癌 ……………… 66, 206, 232

肺尖部 …………………… 28, 72

肺動脈 ……………… 69, 109

肺動脈拡張 ………………… 126

肺膿瘍 ……………………… 193

肺扁平上皮癌 ……………… 206

肺胞性肺炎 ………… 167, 183, 184

肺胞蛋白症 ………………… 221

肺門および右傍気管
リンパ節腫大 ………… 257

肺門優位 …………………… 153

285

肺紋理 64
肺野 64
肺野条件 124
播種型結核 231
汎小葉性分布 149
反応性腫大 115

は 行 （ひ）

皮下気腫 42
比較読影 28
非感染性病態 177
非乾酪性肉芽腫 233
非気腫型COPD 239
非区域性分布 156
非結核性抗酸菌症 174
非線維性過敏性肺炎 235
左下葉気管支 137
左主気管支 58
左上葉気管支 135
左底区気管支 138
左肺動脈 58
非定型肺炎 164, 167, 218
非特異性間質性肺炎
　　パターン 228, 241
被曝 87
皮膚のシワ 85
非ホジキンリンパ腫 259

びまん性陰影 216
びまん性胸膜肥厚 272
びまん性スリガラス影 218
びまん性肺胞出血 229
びまん性肺胞障害 225
びまん性汎細気管支炎 237
びまん性粒状影 230

は 行 （ふ～ほ）

ブラ 277
扁平上皮癌 259
傍気管線 54
放射線肺炎 181
放射線被曝 87
蜂巣肺 239, 242
ホジキンリンパ腫 259
骨 42, 96

ま 行

マイコプラズマ肺炎
　　............... 126, 155, 167, 218
末梢 153
末梢無気肺 209
慢性好酸球性肺炎 156, 179
慢性進行性
　　肺アスペルギルス症 ... 198
慢性膿胸 268

慢性肺アスペルギルス症
　　..................................... 198
慢性閉塞性肺疾患 ... 127, 239
右下葉気管支 133, 134
右主気管支 56
右上葉気管支 131
右中間気管支幹 56, 132
右中葉気管支 132
右底幹気管支 134
右肺動脈 57, 58
免疫不全者 279
モザイクパターン 223, 235

や 行

薬剤性肺炎 189
薬剤性肺障害 228
遊走性肺炎 178
葉間胸膜 139

ら 行

ランダム分布 151, 195
粒状影 140, 163, 171, 216
良性石綿胸水 272
リンパ節 96, 112
リンパ路性分布 150
レジオネラ肺炎 156, 167
肋骨横隔膜角 45

著者プロフィール

中島　啓 (Kei Nakashima)
亀田総合病院 呼吸器内科 主任部長

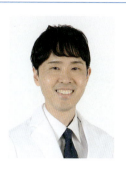

　福岡県生まれ．2006年九州大学医学部卒．雪ノ聖母会聖マリア病院で初期研修，済生会福岡総合病院で内科研修後に，2009年より亀田総合病院呼吸器内科後期研修医，2023年より亀田総合病院呼吸器内科主任部長，2021年より亀田総合病院内科チェアマン兼務．大阪公立大学大学院医学研究科公衆衛生学 研究員．Human Vaccines & Immunotherapeutics 編集委員．Scientific Reports 編集委員．

　患者さんに最高の医療を提供するために，亀田総合病院で診療・教育・研究の充実に取り組む．2013年〜'17年，'22年，'24年，亀田総合病院呼吸器内科ベストティーチャー賞を受賞．著書に「レジデントのための呼吸器診療最適解」（医学書院），「呼吸器内科診療の掟」（中外医学社）がある．研究領域は，呼吸器感染症・ワクチンを主体とする臨床研究．

　X/旧 twitter（@keinakashima1）で，クリニカルパール・臨床研究・医学教育・キャリア形成について情報発信しており，若手医師を中心に多くのフォロワーを有する．自身のWebサイトである Medicine & Insights（https://www.kameda.com/depts/kei_nakashima/）では呼吸器関連の論文など医学情報を配信．趣味はドライブ・筋トレ・読書・旅行．

▶中島啓 X（旧 twitter）　▶中島啓 Medicine & Insights

胸部X線・CTの読み方やさしくやさしく教えます！改訂版

2016年6月25日	第1版第1刷発行	著　者	中島　啓
2020年6月10日	第1版第4刷発行	発行人	一戸裕子
2025年5月1日	第2版第1刷発行	発行所	株式会社 羊 土 社

〒101-0052
東京都千代田区神田小川町2-5-1
TEL　　03（5282）1211
FAX　　03（5282）1212
E-mail　eigyo@yodosha.co.jp
URL　　www.yodosha.co.jp/

ⓒ YODOSHA CO., LTD. 2025
Printed in Japan

ISBN978-4-7581-2436-2

カバーイラスト　ペドロ 山下
印刷所　　日経印刷株式会社

本書に掲載する著作物の複製権，上映権，譲渡権，公衆送信権（送信可能化権を含む）は（株）羊土社が保有します．
本書を無断で複製する行為（コピー，スキャン，デジタルデータ化など）は，著作権法上での限られた例外（「私的使用のための複製」など）を除き禁じられています．研究活動，診療を含み業務上使用する目的で上記の行為を行うことは大学，病院，企業などにおける内部的な利用であっても，私的使用には該当せず，違法です．また私的使用のためであっても，代行業者等の第三者に依頼して上記の行為を行うことは違法となります．

JCOPY　＜（社）出版者著作権管理機構 委託出版物＞
本書の無断複写は著作権法上での例外を除き禁じられています．複写される場合は，そのつど事前に，（社）出版者著作権管理機構（TEL 03-5244-5088，FAX 03-5244-5089，e-mail：info@jcopy.or.jp）の許諾を得てください．

乱丁，落丁，印刷の不具合はお取り替えいたします．小社までご連絡ください．